Atemtechniken sind erlernbar
Wie Sie durch einfache Atemübungen Ihre Gesundheit verbessern,
Stress reduzieren und Ihre Leistungsfähigkeit steigern
Noah Naumann

NOAH NAUMANN

ATEMTECHNIKEN SIND ERLERNBAR

WIE SIE DURCH EINFACHE ATEMÜBUNGEN
IHRE GESUNDHEIT VERBESSERN,
STRESS REDUZIEREN UND
IHRE LEISTUNGSFÄHIGKEIT STEIGERN

Bibliografische Information der Deutschen Nationalbibliothek
Die Deutsche Nationalbibliothek verzeichnet diese Publikation in der Deutschen Nationalbibliografie; detaillierte bibliografische Daten sind im Internet über http://dnb.dnb.de abrufbar.

Deutsche Erstausgabe September 2019
Copyright 2019 © Noah Naumann
Das Werk ist urheberrechtlich geschützt.
Jede Verwertung bedarf der ausschließlichen Zustimmung des Autors.
Dies gilt insbesondere für die Vervielfältigung, Verwertung, Übersetzung und die Einspeicherung und Verarbeitung in elektronischen Systemen.
Lektorat/Korrektorat: Ortwin Wendt
Covergestaltung und Satz: Wolkenart - Marie-Katharina Wölk, www.wolkenart.com
ISBN: 9781699560723

Inhaltsverzeichnis

Teil 1: Die Atmung   7
   Relevanz der Atmung   7
   Funktion der Atmung   8
   Varianten der Atmung   9
   Die Atemluft   10
   Die Lungenschleimhaut   10
   Die Atemmechanik   11
   Automatismus der Atmung   12

Teil 2: Atemtechniken   13
   Fehlatmungen   13
   Auswirkungen der Fehlatmung   16
   Therapie der Fehlatmung   19
   Unsere Gewohnheiten   20
   Einfluss auf das Gehirn   21
   Die Nasenatmung   21
   Seufzen   22
   Der Brain Boost   23
   Atemübungen intensivieren   23
   Fakten zur Atmung   25
   Richtiges Atmen   27
   Atemtechniken   28
   Atemtechnik und Entspannung   46
   Trampolinspringen und Atmung   47
   Checkliste – richtig atmen und Stress reduzieren   48
   Die Folgen falscher Atmung   49
   Die Atemtherapie   57

Teil 3: Umsetzung **79**
    Die Atmung als Lifestyle   79
    Die US-Verteidigungs App   80
    Das Paradox der Atemprobleme   80
    Atmung und Herz   81
    Atmung und Leben   83
    Die Atmung als Alleskönner   84
    Routinen schaffen   84
    Lunge reinigen und stärken   85
    Das Nervensystem   90
    Atmung als körperliche Reflektion   91
    Die innere Mitte finden   94
    Emotionen wegatmen   96
    Benötigte Voraussetzungen   98

Schlusswort **99**
    Quellen   102

Teil 1: Die Atmung

Relevanz der Atmung

Atmen ist ein so lebenswichtiger (wenn man es so betrachtet, der lebenswichtigste überhaupt) Vorgang, doch meist wird es von uns sträflich vernachlässigt. Vermutlich gehören Sie auch zu den Millionen Menschen, die es rein instinktiv tun, ohne darüber nachzudenken, ohne es zu hinterfragen, denn es „funktioniert ja auch so".

Dabei ist das Atmen in unserer schnelllebigen atemlosen Zeit doch so wichtig für uns. Und nicht nur für unseren Körper, nein, auch unser Geist kann davon profitier,en. Atmen ist mehr als nur eine physiologische Abfolge von Muskelkontraktionen. Atmen ist Leben, Freiheit, Gelassenheit und Verbundenheit mit dem Universum, wenn es richtig ausgeführt wird.

Seien Sie ehrlich: Wie oft machen Sie sich Gedanken um Ihre Atmung? Jeden Tag? Einmal in der Woche? Oder überhaupt nicht? Dann sind Sie in sehr guter Gesellschaft, denn wir haben es schlichtweg verlernt, uns auf unsere Atmung zu konzentrieren. Vermutlich nur aus dem einen Grund (den ich oben bereits genannt habe), da die Atmung ja eh automatisch abläuft, wir also bewusst gar nichts dafür tun müssen. Solche Automatismen werden von uns Menschen schnell und gerne einmal „vergessen", als eben „gegeben" erachtet. Und dieses Vergessen löst dann eine wahre Kettenreaktion aus, beginnend mit der „falschen" Atmung und oftmals mit ernsthaften Erkrankungen endend.

Meist zwingt uns unser Lebensstil eine falsche Atmung fast schon auf, denn der zunehmende Stress und die immer weniger werdende Zeit lassen uns schlicht keinen Raum mehr, um uns ausreichend um uns und unsere Bedürfnisse zu kümmern. Wir haben keine Zeit mehr, um auch einmal innezuhalten und achtsam zu sein. Das geht zu Lasten unserer Atmung (auch noch zu Lasten von mehr als dem Atmen, doch darüber in einem anderen Artikel mehr) und somit unserer Lebensqualität und Lebensenergie.

Was beim Atmen genau passiert und was Sie gegen eine falsche Atmung tun können, das erfahren Sie hier. Auch wie Sie durch ein paar kleine Veränderungen wieder zu neuem Atem kommen und nicht mehr „atemlos durch die Nacht" eilen müssen – das können Sie auch hier lesen.

Dieser Ratgeber soll Ihnen eine Stütze sein auf dem Weg zu mehr Atem und mehr Lebensqualität. Lehnen Sie sich zurück und lassen Sie sich von den Fakten rund um unsere Atmung überraschen!

Funktion der Atmung

Das zentrale Organ unserer Atmung ist die Lunge. Sie liegt im Thorax (Brustraum) und hat zwei Flügel (Lungenflügel), von denen der Linke etwas kleiner ist als der rechte Lungenflügel. Das liegt in dem Umstand begründet, dass auf der linken Seite zusätzlich das Herz seinen Platz hat.

Diese Lungenflügel werden ihrerseits nun auch noch einmal in sogenannte Lungenlappen aufgeteilt. Rechts haben wir Menschen drei Lungenlappen, auf der linken Seite ist es einer weniger. Dort sind nur zwei Lungenlappen vorhanden. Die Lungenlappen werden auch wieder in unterschiedliche funktionale Areale aufgeteilt, die Lungensegmente. Unter unserer Lunge schließt sich das Zwerchfell an – die Trennung zwischen Thorax und Abdomen (Bauchraum).

Umgeben sind die Lungenflügel vom sogenannten Lungenfell (Pleura visceralis), einem sehr dünnen, aber doch schützenden „Häutchen". Das Lungenfell sorgt in Kombination mit dem gegenüberliegenden Brustfell (Pleura parietalis) dafür, dass die Atmung reibungslos funktioniert. Zwischen Lungen- und Brustfell befindet sich außerdem ein mit Flüssigkeit gefüllter Schlitz oder Spalt – der Pleuraspalt bzw. die Pleurahöhle.

Sieht man sich die Lunge auf einem Röntgen oder einer sonstigen bildgebenden Diagnostik an, wird man automatisch an einen Baum erinnert. Einen Baum, der auf dem Kopf steht. Der Stamm wird dabei von der Luftröhre gebildet, der sogenannten Trachea. Diese teilt sich dann in zwei Bronchien auf, die in die beiden Lungenflügel hineingehen. Die zwei Hauptbronchien teilen sich immer weiter auf zu den Bronchien und Bronchiolen und schließlich enden sie in den Lungenbläschen (Alveolen).

Bei der Atmung bewegt sich das Zwerchfell nach unten, der Brustkorb erweitert sich, die Lungen füllen sich mit Luft und dehnen sich aus. Die eingeatmete Luft (mit dem enthaltenen Sauerstoff) gelangt durch Mund und / oder Nase in die Luftröhre, in die Lungen, weiter in die Bronchien und Bronchiolen, dann in die Lungenbläschen und ihre Reise endet in den Kapillaren (feinste Blutgefäße). Das Blut nimmt dort den Sauerstoff aus der Atemluft auf und schickt ihn über den Blutkreislauf in die Zellen. Währenddessen leiten die Kapillaren die „alte" Luft (Kohlendioxid) aus den Zellen heraus und wir atmen aus.

Wird per Mundatmung geatmet, kann in der Mundöffnung die Strömungsgeschwindigkeit der Luft rund 1 m/s betragen.

Passiert die Atemluft dann die Nasenhaupthöhle, wird sie erwärmt und befeuchtet. Hierfür befinden sich in den Nasenmuscheln eine sehr drüsenreiche Schleimhaut und ein hoch durchblutetes Schwellgewebe. Der Schwellzustand wechselt zwischen beiden Nasenhälften hin und her (der sogenannte Nasenzyklus). Dies sorgt dafür, dass rund 80 % der eingeatmeten Luft immer nur eine Nasenseite durchfließt und dabei stärker gereinigt wird. Die restliche Luft wird dank des höheren Kontakts mit der Schleimhaut stärker erwärmt.

Die Strömungsgeschwindigkeit in den unteren Atemwegen beträgt nun rund 2 m/s (bei ruhiger gleichmäßiger Atmung), wird jedoch immer stärker gemindert, sodass sie an den Endpunkten der Bronchien nur noch mit einem Teilstück eines Millimeters pro Sekunde strömt.

Diese Zeit ist dann ausreichend, um im Körper den nötigen Gasaustausch durchzuführen.

Varianten der Atmung

Grundsätzlich wird zwischen innerer und äußerer Atmung unterschieden. Die äußere Atmung bezeichnet dabei den Austausch von Gasen (Sauerstoff, Kohlendioxid) in der Lunge, also den Vorgang des Atmens, die Mechanik der Atmung. Hierbei wird die Umgebungsluft, inklusive des enthaltenen Sauerstoffs, eingeatmet und in die Lungen gesogen und das Kohlendioxid wird im Gegenzug dazu ausgeatmet. Pro Atemzug kann die menschliche Lunge rund vier Liter Luft aufnehmen.

Die innere Atmung bezeichnet den biochemischen Vorgang der Atmung. Der aus der eingeatmeten Umgebungsluft extrahierte Sauerstoff hilft dem Körper dabei, Glukose (aus der Nahrung) in Kohlendioxid und Wasser umzuwandeln und danach abzubauen.

Die dabei freigesetzte Energie wird als Molekül Adenosintriphosphat (kurz: ATP) gebunden, welches unser Körper für sämtliche Vorgänge (Muskulatur, Gehirn, Verdauung und vieles mehr) benötigt.

Die Atemluft

Unser täglich Brot, die Atemluft, ist ein Gemisch aus unterschiedlichen Gasen, das uns von der Atmosphäre zur Verfügung gestellt wird. Dieses Gemisch ist relativ konstant und wir benötigen es zum Überleben.

Die sogenannte Inspirationsluft (von lateinisch: inspirare = hineinwehen; also die Luft, die wir Lungenatmer einatmen) ist von der Zusammensetzung her identisch mit der Atmosphärenluft. Ihre Bestandteile sind (ca. Angaben): 21 % Sauerstoff, 78 % Stickstoff, 0,03 % Kohlendioxid und 0,97 % Edelgase.

Exspirationsluft (von lateinisch: exspirare = aushauchen) bezeichnet die ausgeatmete Luft der Lungenatmer. Ihre Zusammensetzung sieht folgendermaßen aus (ca. Angaben): 17 % Sauerstoff, 78 % Stickstoff, 4,03 % Kohlendioxid und 0,97 % Edelgase. Die Exspirationsluft weist eine Temperatur von etwa 35 °C auf und die enthaltene Luftfeuchtigkeit beträgt rund 95 %.

Die dritte Luftart ist die sogenannte Alveolarluft (von lateinisch: alveol = kleines Näpfchen, Wanne), sie bezeichnet die Luft in den Lungenbläschen. Ihre Zusammensetzung (ca. Angaben): 14 % Sauerstoff, 78 % Stickstoff, 5,6 % Kohlendioxid und 0,97 % Edelgase.

Die Lungenschleimhaut

Der in den Lungen enthaltene Schleim ist ein sehr wichtiges Hilfsmittel, um unsere Lungen sauber zu halten. Da wir die Luft aus der Umgebung nicht durch einen Filter einatmen, kommt es natürlich dazu, dass sich kleine Fremdkörper, wie etwa Staub, Pollen und andere kleinste Teilchen, ebenfalls ihren Weg in unsere Lungen bahnen. Die Lungen sind also diesen eindringenden Fremdkörpern schutzlos ausgeliefert, wären da nicht der Schleim und die Flimmerhärchen.

Die Bronchialschleimhaut produziert mithilfe ihrer Becherzellen und den Flimmerhärchen den Schleim, der die Fremdkörper abfängt und sie mit den Flimmerhärchen aus der Lunge in Richtung Luftröhre herausschafft. Durch Schlucken wird der Schleim nun in den Rachen und in die Speiseröhre verbracht und wird schließlich im Magen verdaut und endgültig ausgeschieden.

Nimmt die Schleimproduktion pathologische Züge an, kann dies auf eine ernsthafte Erkrankung (COPD, die Raucherkrankheit) hinweisen und in diesem Fall sollten Sie unbedingt einen Mediziner aufsuchen und Ihren Verdacht kommunizieren. COPD ist eine unheilbare Krankheit mit teils sehr schwerem Verlauf (vor allem, wenn sie lange unbehandelt bleibt).

Die Atemmechanik

Wir haben das Ein- und Ausatmen ja schon kurz besprochen. Eine ausführlichere Beschreibung des Atemprozesses erhalten Sie jetzt.

Bei der Atmung spielen mehrere Muskeln im Oberkörper zusammen. Die menschliche Atmung ist eine sogenannte Unterdruckatmung. Statt die Luft in die Lungen zu pressen, wird sie in die Lungen gesogen wie mit einer Saugglocke. Es wird unterschieden zwischen Bauch- und Brustatmung, die natürlich unterschiedliche Muskelgruppen beanspruchen.

Beim Einatmen werden die Lungen ausgedehnt und der Brustkorb durch Muskelkontraktionen der Atemhilfsmuskulatur und der Zwischenrippenmuskeln vergrößert. Dieses Muskelspiel hebt den Brustkorb – Brustatmung. Zugleich wird das Zwerchfell zusammengezogen und schafft so Platz, dass sich die Lungen auch nach unten ausdehnen können – Bauchatmung.

Das um die Lungenflügel befindliche Lungenfell und das Brustfell gegenüber haften durch die Flüssigkeit in der Pleurahöhle aneinander – fast wie zwei Glasplatten mit einer Wasserschicht dazwischen. Die Flüssigkeit der Pleurahöhle gewährleistet ebenfalls, dass sich Brust- und Lungenfell ohne Probleme gegeneinander verschieben lassen. Wird nun also eine Haut (ein „Fell"), durch das Heben des Brustkorbs etwa, bewegt, dann wird die andere Haut automatisch mitbewegt. Diese Vorgänge erzeugen den Unterdruck und so kann die Luft in die Lungen eingesogen werden.

Atmen wir Lungenatmer dann wieder aus, entspannen sich die Muskeln wieder. Das Volumen der Lungen wird wieder verringert, die Luft entweicht durch die Atemwege. Das Ausatmen ist also ein passiver Prozess, er bedarf keiner Anstrengung und keiner bewussten Steuerung.

Unsere Atmung ist ein automatischer Prozess, der aber auch bewusst von uns beeinflusst werden kann. Hierfür nutzen wir die „exspiratorische" (die Ausatmung betreffende) Atemhilfsmuskulatur – z. B. die Bauchmuskulatur.

Somit ist die Atmung die alleinige, von uns beeinflussbare Grundfunktion unseres Organismus. Eingesetzt wird diese Fähigkeit etwa beim Reden,

Singen oder auch Husten. Aber auch bei Atemnot (etwa durch Asthma oder COPD ausgelöst) kann die Zuhilfenahme der Atemhilfsmuskulatur zu einer wirklichen Erleichterung führen. Hierfür gibt es spezielle Atemübungen zum Ausatmen für Personen, die unter einer Lungenkrankheit leiden.

Automatismus der Atmung

Woher weiß unsere Lunge, wann es wieder Zeit ist, den nächsten Atemzug zu tun? Wo wird der Atemreflex ausgelöst? Ist das vielleicht vergleichbar mit einem Computerprogramm, welches bei unserer Geburt mit dem ersten Atemzug ausgelöst wird und dann unser Leben lang immer nach demselben Ablauf geschieht? Diese Fragen werden nun beantwortet.

Hauptsächlich verantwortlich für die Steuerung der Atmung ist das Atemzentrum, ein spezielles Areal im Hirnstamm. In diesem Zentrum werden unterschiedliche Parameter aus dem Gehirn und den großen Blutgefäßen ausgewertet. Vor allem der pH-Wert, der Sauerstoffgehalt und der Kohlendioxidgehalt des Blutes werden hier analysiert.

Ausschlaggebend für die Qualität und Quantität des nächsten Atemzugs ist jedoch der Kohlendioxidgehalt. Ist dieser Wert hoch, wird der Impuls für einen tiefen Atemzug ausgelöst, ist der Gehalt niedrig, wird ein flacher Atemzug ausgelöst.

Weist das Blut einen sehr hohen Kohlendioxidgehalt auf, wird vom Atemzentrum die Atemfrequenz erhöht, um den Kohlendioxid-Überschuss wieder an die Umgebung abzugeben.

Ist im entgegengesetzten Fall der Kohlendioxidgehalt des Blutes zu niedrig, verringert das Atemzentrum die Atemfrequenz.

Die Sauerstoff-Konzentration ist für die automatische Steuerung der Atmung nicht von zentraler Bedeutung. Erst wenn ein dramatisch niedriger Wert erreicht wird, dann wird das Atemzentrum alarmiert. Daraufhin wird die Atmung verstärkt und beschleunigt.

Ein gesunder durchschnittlicher Mensch atmet am Tag etwa 12 bis 15 Mal pro Minute ein und wieder aus. Währenddessen passieren rund sieben Liter Luft die Lungen. Neugeborene haben eine Atemfrequenz von etwa 40 bis 50 Atemzügen pro Minute.

Teil 2: Atemtechniken

Fehlatmungen

Sie denken sich nun bestimmt: „Wie ist das möglich? Atmen ist doch ein Automatismus, wie kann das falsch sein?" Damit haben Sie gar nicht mal so unrecht, doch unsere Atmung wird von vielen Faktoren beeinflusst und verändert. Lesen Sie hier nun, was es mit dem falschen und richtigen Atmen auf sich hat und überprüfen Sie sich daraufhin doch einmal selbst.

Atemstörungen fallen uns in der Regel sehr schnell auf. Fehlatmung hingegen schleicht sich bei uns so nach und nach ein und manifestiert sich dann und kann uns unter Umständen dann das ganze Leben begleiten – mit teils heftigen Symptomen.

Grundsätzlich sollte bei der Atmung immer der komplette Rumpf miteinbezogen, genutzt werden. Ist dies nicht der Fall, liegt eine Fehlatmung vor. Die Atemmuskeln sind dann in der Regel verspannt, führen zu Problemen und schränken die Atmung ein. Oftmals ist bei einer Fehlatmung auch eine Fehlhaltung (Verspannungen der Muskulatur, Schon- oder Fehlhaltung) zu beobachten.

Diese Formen der Fehlatmung werden unterschieden:

Brust- und Bauchatmung

Die meisten von uns atmen rein über die Brust, mit der sogenannten Brustatmung. Das tun sie meist unwissentlich und dafür halten sie ihre Bauchmuskulatur unter ständiger Anspannung. Aufgrund dieser Atmungsweise können sie „nicht aus dem Vollen schöpfen", ihre Atmung läuft im Leerlauf. Die permanent angespannten Bauchmuskeln resultieren oft aus einem falsch verstandenen Eitelkeitsgefühl heraus oder auch aus einem unverständlichen Sportideal. Auch Stress und außerordentliche Belastungen können zu Muskelverspannungen führen. Viele sind besonders stolz auf ihre perfekte Bauchatmung. Beobachtet man diejenigen dann aber bei ihrer ausgereiften Bauchatmung, muss man feststellen, dass sich der Bauch sehr wohl bei der Atmung hebt und senkt, doch der Brustkorb bleibt außen vor. Das ist ebenfalls Atmung auf Sparflamme und auch diese Personen bekommen nicht genügend Luft (und Sauerstoff) in ihre

Lungen. Eine optimale Atmung ist die sogenannte Vollatmung. Alle anderen Atmungsformen versorgen den Menschen nicht mit genügend Sauerstoff und sind daher als Fehlatmung zu klassifizieren.

Hochatmung

Eine weitere, sehr verbreitete Form der Fehlatmung. Hierbei wird die Atemluft nicht in den Brustkorb und den Bauchraum (nach unten) gesogen, sondern es wird bei jedem Atemzug mithilfe der Halsmuskulatur der Brustkorb nach oben gezogen. Zu beobachten ist bei dieser Fehlatmung sehr gut, dass die Halsmuskeln ständig angespannt sind und sich die Schultern der Person bei jedem Einatmen nach oben bewegen. Die Halsmuskeln sind hier das Mittel der Wahl, da andere Ressourcen hierfür nicht greifbar sind. Die einzige Möglichkeit für die Lungen, sich auszudehnen, ist also nach oben, da nach unten kein Platz ist. Das erreichen diese Menschen durch das Hochziehen ihres Brustkorbes, anstatt ihn zu weiten. Bei ihnen kann oft eine Atmung mit vielen Seufzern beobachtet werden, oftmals begleitet durch einzelne tiefe Atemzüge. Dies suggeriert den Personen eine richtige Atmung, es soll die falsche Atmung also kaschieren und für ein kleines bisschen mehr Sauerstoff sorgen.

Fixierte Ausatmung

Hierbei befindet sich der Muskel, der für das Ausatmen zuständig ist, in ständiger Anspannung. Wird er dann benötigt, ist er nicht entspannt. In der Regel sind sowohl die Bauchmuskulatur (hauptsächlich der gerade große Bauchmuskel), das Bindegewebe bzw. die Faszien darauf verspannt. Die Atemmuskulatur dieser Personen ist also ständig im Ausatmungs-Modus, eine Einatmung ist so gut wie nicht vorhanden. Dieses Phänomen ist besonders bei Menschen mit Haltungsstörungen (nach vorn gebeugt) zu beobachten. Sie können gar nicht ausreichend Atem schöpfen. Vor allem in den westlichen Industrienationen ist diese Fehlatmung sehr häufig zu beobachten. Hervorgerufen wird sie von dauerndem Stress, der die Anspannung der Muskulatur (vor allem der Bauchmuskulatur) verursacht. Doch auch ein falsch verstandenes Schönheitsideal (flacher Bauch – Bauch rein, Brust raus) führt zu einer permanenten Anspannung der Muskulatur und somit zu einer Fehlatmung. Die fixierte

Fehlatmung kann in manchen Fällen sogar Depressionen auslösen und sollte dringend revidiert werden.

Paradoxe Atmung

Bei dieser Varietät der Fehlatmung ziehen die Betroffenen ihren Bauch beim Einatmen ein, anstatt ihn, richtigerweise, herauszustrecken. Diese Menschen kehren den Prozess des Atmens einfach um. Sie können gar nicht so viel Luft aufnehmen, wie sie benötigen würden, da sich deren Lungen nicht nach unten ausdehnen können, wo sie Platz hätten. Denjenigen ist ihre falsche Art zu Atmen meist gar nicht bewusst und ein Arzt etwa erkennt diese Fehlatmung nur am sitzenden oder stehenden Patienten, nicht aber an einem Liegenden.

Fixierte Einatmung

Anders als bei der fixierten Ausatmung ist hier der Muskel, der für das Einatmen zuständig ist, in ständiger Anspannung. Die Betroffenen haben besonders beim Ausatmen große Probleme (Menschen, die etwa unter Asthma leiden). Bei den Betroffenen der fixierten Einatmung fällt einem sofort der wie aufgedunsen wirkende Brustkorb ins Auge, der sich aber bei der Einatmung nur minimal bewegt. Jene können mit dieser Atemmethode ihren Körper unmöglich mit genügend Sauerstoff versorgen. Um nämlich genügend Luft einzuatmen, muss zuvor auch ausreichend ausgeatmet werden. Es gibt auch Mischformen, bei denen beide Muskulaturen verspannt sind. Doch ist es völlig ohne Belang, welche Muskulatur verspannt ist, dies ist in jedem Fall einschränkend für die gesamte Atmung.

Schnarchen

Auch „Obstruktive Schlafapnoe" genannt. Eine sehr weit verbreitete Fehlatmung, sie betrifft fast die Hälfte aller deutschen Einwohner. Was aber passiert denn genau bei diesem, teils sehr lautem und nervenaufreibendem, Schnarchen?

Da wir uns ja im Schlaf entspannen, tun das unsere Muskeln natürlich auch (vor allem sie tun es). In diesem Zustand der tiefen Entspannung verengen sich die oberen Atemwege – diesen Vorgang nennt man Hyponose.

Diese Verengung kann sich aber auch in einen Verschluss der oberen Atemwege wandeln, dies nennt man dann die Apnoe (vielen von Ihnen vielleicht im Zusammenhang mit dem Tauchen ein Begriff). Dieser Prozess wird meist von einem starken lauten Schnarchen begleitet. Die Verlegung der Atemwege sorgt für einen Sauerstoffmangel des Körpers und so wacht der Betroffene meist des Öfteren in der Nacht auf, nimmt es aber in den wenigsten Fällen bewusst wahr. Oftmals kann der Partner dies beobachten, wenn in der Nacht der Rhythmus des Schnarchens unterbrochen wird bzw. unregelmäßig geschieht. Die Betroffenen klagen morgens häufig über Kopfschmerzen, dauernde Müdigkeit (da der gute ausreichende Schlaf durch das viele Aufwachen fehlt) und allgemeine Antriebslosigkeit. Doch Schnarchen kann noch zu viel dramatischeren Symptomen führen, etwa zu Herzrhythmusstörungen, Bluthochdruck, Herzinfarkt oder Schlaganfall. Auch wurde in dieser Personengruppe die vermehrte Anfälligkeit für Verkehrsunfälle festgestellt. Das liegt daran, dass der Betroffene ein höheres Risiko für den gefürchteten „Sekundenschlaf" aufweist.

Auswirkungen der Fehlatmung

Unsere Zellen, unser Körper, unser Organismus benötigen zur Gesunderhaltung ausreichend Sauerstoff. Fehlatmung kann zu sehr ernsten Folgekrankheiten führen, daher ist es wichtig, das bewusste Atmen zu lernen und zu trainieren. Nur so kann es mit der Zeit zu einem Automatismus werden und geht sozusagen „in Fleisch und Blut über".

Selten sind körperliche Ursachen für eine Fehlatmung verantwortlich. Meist sind es schlechte Angewohnheiten, Stress und andere belastende Situationen, die uns einfach mir der falschen Technik atmen lassen.

Grundsätzlich werden drei unterschiedliche Arten des Atmens klassifiziert:

- Die Rippenatmung
- Die Bauchatmung
- Die Mundatmung

Die Bauchatmung ist auf Dauer den anderen beiden Arten vorzuziehen, da sie die einzige ist, die keine Beschwerden nach sich zieht. Die schlechteste Technik ist die reine Mundatmung, denn dabei wird die eingeatmete Luft nicht durch

die Nase gefiltert und so können vermehrt Viren, Bakterien und andere Fremdkörper in die Lungen gelangen und dort ernsthafte Schäden verursachen. Die falsche, die Fehlatmung, kann also schwere Folgeerkrankungen bedingen und deshalb sollte es jedem ein Anliegen sein, mit der richtigen Technik ausreichend zu atmen.
Hier können Sie nun über die, teils gravierenden, Folgen der Fehlatmung lesen.

1. **Müdigkeit:** Unsere Zellen und unser Körper brauchen zum problemlosen Arbeiten einen Treibstoff – den Sauerstoff aus der Atemluft. Findet nun eine permanente Sauerstoff-Unterversorgung statt, was denken Sie, passiert dann mit Ihrem Körper? Oder anders gefragt: Wenn der Tank Ihres Wagens leer ist, wohin wird er Sie dann noch bringen? Genauso können Sie sich das mit dem Sauerstoff und Ihrem Körper vorstellen. Eine dauerhafte Mangelversorgung mit Treibstoff (Sauerstoff) lässt ihn sicher bald schlappmachen wie Ihr Auto ohne Benzin. Ihr Körper wird sein Gewebe und seine Muskulatur über Gebühr anstrengen, um den Mangel zu kompensieren und am Abend werden Sie sich furchtbar erschöpft und ausgelaugt fühlen und vermutlich überhaupt nicht wissen, warum das so ist.

2. **Schlafprobleme:** Unser Gehirn muss auch in der Schlafphase mit genügend Sauerstoff versorgt werden. Findet eine Unterversorgung statt, kann der Mensch keine Tiefschlafphase erreichen. Auch ist die Möglichkeit des häufigen Erwachens, das mit furchtbarer Müdigkeit verbunden ist, gegeben. Personen, die unter einer Fehlatmung leiden, berichten auch häufig von morgendlichen Kopfschmerzen, die sich teils über den ganzen restlichen Tag bis in den Abend erstrecken und den Alltag der Betroffenen erheblich einschränken und ihnen so die Lebensenergie rauben.

3. **Herzerkrankungen:** Bei einer falschen Atmung wird das Herz sozusagen zu Höchstleistungen gezwungen. Der fehlende Sauerstoff führt zu einer Überlastung des Organs mit teils schwerwiegenden Folgen. Natürlich geht die falsche Atmung auch am Kreislaufsystem nicht spurlos vorüber und auch an der Qualität des Blutes macht sich die Fehlatmung bemerkbar – es wird dicker. Gleichzeitig steigt damit die Gefahr einer Thrombose oder auch die Neigung zu Krampfadern.

4. **Magen-Darm-Erkrankungen:** Unsere Magen-Darm-Passage ist dafür verantwortlich, Nährstoffe von Abbauprodukten zu trennen (ganz einfach ausgedrückt). Diese wichtige Aufgabe kann natürlich nicht optimal ausgeführt werden, wenn nicht genügend Sauerstoff dafür zur Verfügung steht. Eine Fehlatmung hat also auch in diesem Bereich schwerwiegende Folgen: So können nicht nur ein Zwerchfellbruch (Hiatushernie), sondern auch pathologisches Luftschlucken (Aerophagie) und chronische Magenschleimhautentzündung (Gastritis) drohen.

5. **Depressionen:** Wie wir bereits erfahren haben, führt eine dauerhafte Fehlatmung zu einer ständigen Müdigkeit und Erschöpfung. Dies führt unweigerlich dazu, dass sich der Betroffene im Alltag immer schlechter konzentrieren kann (vor allem im Job ein großes Problem) und auch das soziale zwischenmenschliche Leben wird über kurz oder lang auf der Strecke bleiben, da einfach nicht mehr genügend Energie dafür zur Verfügung steht. Der Betroffene ist ständig müde und sucht händeringend nach Erholung – dafür opfert er sogar sein soziales Leben und seine berufliche Zukunft. So eingeschränkt leidet auf lange Sicht das Selbstbewusstsein, die Folge sind depressive Episoden, in die der Betroffene immer häufiger fällt.

6. **Immunsystem:** Auch auf die körpereigene Abwehr hat eine falsche Atmung negative Auswirkungen. Die Sauerstoffqualität ist wegen der Fehlatmung mangelhaft und auch die Sauerstoffzufuhr ist stark vermindert. Das Abwehrsystem wird hierdurch geschwächt und die Folgen sind ein vermehrtes Risiko, an Viren, Bakterien oder Infekten zu erkranken. Diese Anfälligkeit hat wiederum negative Folgen für den ganzen Alltag und mindert die Lebensqualität nachhaltig.

7. **Nacken- und Rückenschmerzen:** Die Fehlatmung hinterlässt auch bei unserem Bewegungsapparat ihre negativen Spuren. Oftmals wird die falsche Atmung von einer falschen verkrampften Körperhaltung begleitet und jeder, der bereits an Verspannungen gelitten hat (oder noch leidet), kennt die schlimmen Schmerzen, die von einer verspannten Muskulatur ausgehen und die damit einhergehende Schonhaltung, die wir dann einnehmen.

Alle diese teils schweren Folgen sind das Resultat einer falschen Atmung. Wem dieser Fakt erst einmal bekannt ist, der wird seiner Atmung vermutlich in Zukunft mehr Aufmerksamkeit schenken und sich vielleicht öfter dahingehend hinterfragen und korrigieren. Sollten sich die oben beschriebenen Symptome bei Ihnen bereits gezeigt haben und Sie finden keine Erklärung für ihr Entstehen: Hiermit haben Sie eine gefunden!

Analysieren Sie Ihre Atmung ganz genau und verändern Sie sie in eine richtige ausreichende Atmung – am besten eine Vollatmung.

Therapie der Fehlatmung

Hier sei eine Therapieform ganz besonders genannt (es gibt natürlich zig andere erfolgreiche Therapieformen – sie alle hier zu nennen würde jedoch den Rahmen sprengen). Wir sehen uns die „Pohltherapie" genauer an.

Die „Sensomotorische Körpertherapie nach Dr. Pohl", wie sie genau genannt wird, ist eine komplexe Abfolge von Schritten, die bei funktionellen Beschwerden und chronischen Schmerzzuständen Unterstützung bieten kann.

Zuerst wird durch Beobachten und Berühren ermittelt, welche Fehlatmung der Betroffene an den Tag legt. Der erfahrene Therapeut wird sehr schnell spüren, welche Muskeln besonders unter den Verspannungen leiden. Die betroffenen Muskeln werden dann bearbeitet und danach werden die Triggerpunkte und die Faszien gelöst. Zudem schaut sich der Therapeut auch die Körperhaltung des Betroffenen an und korrigiert etwaige Fehlhaltungen.

Nach diesen Anwendungen ist dann auf jeden Fall ein sogenanntes „Körperbewusstseinstraining" angeraten, denn dadurch lernt der Betroffene dann, wie er auf seine Atmung achtet und eine aufrechte Körperhaltung einnimmt. Auch werden dem Patienten Atemübungen an die Hand gegeben, die er zu Hause praktizieren kann. Das funktioniert aber nur, wenn zuvor die manuelle Therapie durchgeführt wurde.

Unsere Gewohnheiten

Jeder gewöhnt sich im Laufe des Lebens so Einiges an (und oft auch wieder ab). Doch wenn es um solche wichtigen Dinge wie um unsere Atmung geht, dann sind schlechte Angewohnheiten „doppelt blöd".

Meist betreffen die schlechten Angewohnheiten, wenn es um die Atmung geht, die Erwachsenen. Viele haben es schlichtweg verlernt, richtig zu atmen und vermutlich ist es unserer schnelllebigen Gesellschaft geschuldet, dass dies so ist. Wir hetzen atemlos durch den Job und auch in unserer Freizeit gönnen wir uns keine Pause, keine Verschnaufpause. Wir haben ja meist nicht einmal die Zeit, uns die benötigte kurze Pause zwischen dem Ein- und Ausatmen zu gönnen. Dabei ist gerade diese kleine Zeitverzögerung für eine richtige Atmung so wichtig.

Eine weitere, aus der Eitelkeit geborene, schlechte Angewohnheit ist diese Sache mit dem Bauch einziehen. Während unseres Heranwachsens haben wir es ja auch immer wieder gesagt bekommen: „Bauch rein, Brust raus!" Das hielt man in vergangenen Zeiten für den ultimativen Tipp, um eine möglichst aufrechte gespannte Körperhaltung zu haben.

Später haben uns dann die Supermodels um Naomi Campbell und Elle McPherson mit ihren superflachen Bäuchen dazu gebracht, immer den Bauch einzuziehen, damit er auch ja schön flach ist und die Männer etwas zum Schauen haben. Was wir damit unserer Muskulatur und der Atmung antun, das war uns doch damals völlig egal. Sicher kennen Sie diese Einstellung auch noch aus Ihrer Jugend? Ich kann mich noch sehr gut daran erinnern, dass ich mir meine Jeans immer extra eine Nummer kleiner gekauft habe und sie dann im Liegen auf dem Bett angezogen habe – nur, damit mein Bauch schön flach „eingequetscht" wurde. Heute stellen sich mir bei diesen Erinnerungen die Nackenhaare auf. Was habe ich meinem Körper da nur angetan?

Eine richtige Atmung lässt uns gesund, fit und konzentriert durch die Welt gehen. Sie schärft unsere Achtsamkeit und vermeidet ernste Erkrankungen. Mit der richtigen Atmung ist es sogar möglich, gegen Ängste und Schlafstörungen vorzugehen – dazu bei den Atemtechniken mehr.

Besonders bei Stress, Hektik und besonders belastenden Situationen neigen wir dazu, unseren Atem abzuflachen. Wir verfallen beim Atmen ebenfalls in Hektik und, anstatt unsere Lungen mit tiefen Atemzügen mit Sauerstoff zu überfluten, rauben wir ihn. Wir transportieren die alte verbrauchte Luft nur hin und her und dies hat zur Folge, dass unsere Organe, das Gewebe und auch das Gehirn nicht ausreichend durchblutet werden. Es schädigt sowohl den Zellstoffwechsel als auch die körpereigene Abwehr, die Konzentration und auch unsere Gemütsverfassung.

Einfluss auf das Gehirn

Viele von Ihnen kennen die Situation: Im Job ist die Hölle los, vor lauter Arbeit weiß man gar nicht, wo man eigentlich anfangen soll. Der Kopf scheint gleich zu explodieren, das Denken funktioniert auch nicht mehr wirklich. Nun ist guter Rat teuer! Was kann man nur tun, um wieder Herr der Lage zu werden?

Die Antwort darauf ist so simpel wie auch verblüffend: Atmen Sie! Nehmen Sie sich bewusst aus der stressigen Situation heraus und machen Sie ein paar tiefe gleichmäßige Atemzüge mit einer kleinen Pause zwischen dem Ein- und Ausatmen. Können Sie spüren, wie der Stress nachlässt? Wie der Druck von Ihnen abfällt und Sie wieder klar denken können? Das macht die Atmung mit uns!

Unser vegetatives Nervensystem steuert und reguliert die Atmung absolut autonom. Einzig wenn wir uns bewusst darauf konzentrieren, können wir Einfluss darauf nehmen. Das ist aber nur bei der Atmung der Fall, alle anderen Vorgänge, die über das vegetative Nervensystem gesteuert werden, können nicht von uns kontrolliert und beeinflusst werden.

Unser Gehirn kann etwa die Atemfrequenz (langsamer oder schneller Atmen) regeln, es kann dafür sorgen, dass wir die Luft anhalten oder dass wir sie ganz tief in unseren Bauch fließen lassen. Das Gehirn und die Gedanken können also die Atmung steuern und genauso hat die bewusste Atmung auch direkten Einfluss auf die Leistung des Gehirns.

Die Nasenatmung

Dass bewusstes Atmen positive Auswirkungen auf uns hat, das haben Sie sicher schon bemerkt. Dass die Atmung jedoch unmittelbaren Einfluss auf unsere Hirnleistung hat, das haben nun Studien hierzu enthüllt. Amerikanische

Wissenschaftler untersuchten unlängst in einer Studie den Zusammenhang zwischen der Atmung, der Gedächtnisleistung und den Emotionen.

Besonders beim Einatmen durch die Nase zeigten sich erstaunliche Dinge. So konnten sich die Teilnehmer mit Nasenatmung Objekte wesentlich besser einprägen und waren auch beim Deuten von Emotionen im Gesicht anderer Menschen effektiver und schneller. Bei der Kontrollgruppe, die ausschließlich durch den Mund atmete, zeigten sich diese Phänomene nicht.

Die Wissenschaftler kamen zu dem Schluss, dass die Nasenatmung bestimmte Neuronen in einem Areal des Gehirns aktiviert, die bei der emotionalen Verarbeitung und den Erinnerungen federführend sind.

Auch sehr interessant ist der Umstand, dass sich das Gehirn beim Einatmen Dinge leichter merken kann, als beim Ausatmen.

So ist auch zu erklären, dass ich in einer vermeintlichen Gefahrensituation unser Atem beschleunigt – der Körper und das Gehirn sollen so auf eine drohende Gefahr vorbereitet werden.

Seufzen

Glauben Sie nicht? Ist aber so und wurde auch wissenschaftlich fundiert. Jeder von uns wird öfter einmal von einem Seufzen gepackt. Hierbei ziehen wir die Luft maximal schnell in unsere Lungen. Ein Seufzen kann lautlos vonstattengehen oder auch deutlich hörbar sein. Doch warum tun wir das?

Die meisten denken beim Seufzen an eine Last, die von einem genommen wird. „Mir fällt ein Stein vom Herzen", dieser Ausspruch wird oftmals mit einem Seufzer unterlegt. Alle seufzen mehr oder weniger oft in ihrem Alltag. Was es damit auf sich hat, haben nun Wissenschaftler der University of California und der Stanford University herausgefunden.

Das einmalige tiefe Ein- und Ausatmen hat einen aktivierenden Einfluss auf die Lungenbläschen. Während des Tages fallen diese nämlich in sich zusammen und die vermehrte Zufuhr von Sauerstoff richtet diese Bläschen wieder auf und reaktiviert sie wieder. Seufzen bringt uns also nicht nur Erleichterung, Seufzen ist ein lebensnotwendiger Prozess.

Der Brain Boost

Sicher kennen Sie das auch: Morgens, gleich nach dem Aufstehen, da sind Ihre Sinne geschärft, Sie fühlen sich fit und leistungsfähig, Ihr Geist arbeitet auf Hochtouren. Auf der Arbeit merken Sie dann, wie Ihr „Akku immer leerer wird", Ihre geistigen Fähigkeiten und die Konzentration nehmen immer weiter ab, vielleicht spüren Sie auch bereits eine schleichende Müdigkeit.

Bestimmt fragen Sie sich dann immer, woher diese Erschöpfungszustände kommen. Die Antwort hierauf ist sehr simpel: Ihr Gehirn wird nicht mehr in ausreichender Weise mit frischem Sauerstoff versorgt und kann so nicht mehr sein volles Potenzial entfalten.

Sie können Ihrem Gehirn helfen, indem Sie einen kurzen Spaziergang an der frischen Luft machen. Das gibt Ihnen den Extra-Kick Sauerstoff und Ihr Gehirn erfährt einen wahren Energie-Boost. Das ist aber nur eine Erste-Hilfe-Maßnahme. Um langfristig zu mehr Konzentration und Leistungsfähigkeit zu finden, lohnt es sich, regelmäßige Atemübungen in Ihren Alltag zu integrieren. Wichtig ist nur, dass Sie die Übungen regelmäßig ausführen und sich bewusst auf Ihr Atmen einlassen. Dann werden Sie schon bald von den positiven Auswirkungen profitieren können und Sie werden wieder zu Höchstleistungen fähig sein.

Später finden Sie diverse Atemübungen, die Sie ohne Probleme in Ihren Alltag einbauen können. Seien Sie gespannt!

Atemübungen intensivieren

In den später beschriebenen Atemübungen gibt es sogenannte „Schnellübungen", die sich vor allem „für Zwischendurch" eignen, aber es gibt auch Möglichkeiten, diese Übungen zu intensivieren und somit effektiver zu gestalten.

Besonders geeignet dazu sind alle bekannten Meditationstechniken, Yoga oder auch Achtsamkeitsübungen.

Meditationstechniken

Mit ihnen können Sie Ihren Geist „neu justieren" und lernen, sich wieder auf die wirklich wichtigen Dinge des Lebens zu konzentrieren. Meditation hat nachweislich einen positiven Einfluss auf unsere Gehirnleistung und sie weist auch einen Trainingseffekt auf – das ist wissenschaftlich fundiert. Hier muss vor allem auf eine Studie des US-amerikanischen Psychologen Richard Davidson, University von Wisconsin-Madison, verwiesen werden. Mr. Davidson schickte dafür die Teilnehmer seiner Studie in einen dreimonatigen Meditationskurs. Zuvor ließ er die Probanden Rätsel lösen und dokumentierte die Erfolge. Nach der Meditationspraxis wurden den Probanden wieder Rätsel zum Lösen ausgehändigt. Das Ergebnis: Die Teilnehmer lösten Rätsel, die sehr viel komplexer waren als die ersten, in einer schnelleren Geschwindigkeit. Für den Anfang ist es sicher ratsam, sich einer Meditationsgruppe anzuschließen, um fundiertes Grundwissen zu erlangen. Ist diese Praxis dann in Fleisch und Blut übergegangen, können regelmäßige Meditationseinheiten die Atemübungen unglaublich intensivieren.

Yoga

Die Atmung ist im Yoga ein zentraler Bestandteil. Besonders im Asanas (Sanskrit, nach: āsana = „der Sitz"). So werden im Yoga die überwiegend ruhenden Körperstellungen bezeichnet. Asana ist die 3. Stufe des Raja Yoga. Es gibt jedoch noch sieben andere Stufen des Raja Yoga. Das sind Yama, Niyama, Pranayama, Pratyahara, Dharana, Dhyana und Samadhi. Die Bewegungsabfolgen und Bewegungsabläufe werden im Yoga als Karanas bezeichnet. Eine sehr wirkungsvolle Yoga-Übung ist die sogenannte Feueratmung. Diese stelle ich Ihnen später vor.

Achtsamkeitsübungen

Mit diesen Übungen ist es möglich, das Bewusstsein zu schärfen und wieder ein Gefühl für den eigenen Körper und die Umwelt zu entwickeln. Achtsamkeitsübungen fördern die mentalen Möglichkeiten und schaffen ein tieferes wertungsfreies Bewusstsein für die Gegenwart. Besonders am Morgen lässt sich die erste Achtsamkeitsübung in den Alltag integrieren. Dafür stehen Sie nach dem Erwachen nicht sofort aus dem Bett auf, sondern bleiben noch ein paar Minuten liegen. Nun lauschen Sie in sich hinein. Spüren Sie Ihr Inneres und nehmen Sie sich bewusst ein paar Momente und fokusieren sich bewusst auf Ihre Atmung.

Mit diesen Tipps sollte es Ihnen leicht gelingen, Ihre Atemübungen noch effektiver zu gestalten. Mit den unterschiedlichen Methoden wird Ihr Leben eine neue Ebene erreichen und sehr bald werden Sie die ersten positiven Effekte spüren können – nicht nur an einem Mehr an Atem.

Fakten zur Atmung

Nichts ist natürlicher als das Atmen. Wir Lungenatmer tun es ununterbrochen, ja, wir müssen es tun, wollen wir am Leben und gesund bleiben. Um die richtige Atmung ranken sich viele Mythen und Weisheiten . Es ist die Rede von Mund- oder Nasenatmung, Bauch- oder Brustatmung, Fehlatmung und flachem Atem. Damit Sie nicht in Verwirrung geraten, hier ein paar Fakten rund ums Atmen.

Richtiges Atmen kann Schmerzen lindern, Krankheiten heilen, sogar die Verdauung regulieren. Besonders aber stärkt eine gute richtige Atmung unsere Gehirnleistung. Denn unsere Zellen (und dazu zählt das Gehirn schließlich auch) brauchen, um sich zu erneuern und Giftstoffe abzutransportieren, ausreichend Sauerstoff. Nur dann, wenn die Zellen optimal arbeiten, fühlen wir uns auch wohl – körperlich und mental.

Gerade wer in seinem Alltag oft mit Stress konfrontiert ist, der profitiert von einer richtigen Atemtechnik immens. Die Energieversorgung wird optimiert und auch das körpereigene Abwehrsystem wird gekräftigt – wir sind widerstandsfähiger.

Für eine allzeit passende Atmung (auch während des Schlafens) ist unser Atemzentrum zuständig. Das Atemzentrum ist ein nicht genau abgrenzbarer Verband aus Nervenzellen des Zentralen Nervensystems – es steuert die Atmung. Unterschieden werden inspiratorisch (die Einatmung betreffend) und exspiratorisch (die Ausatmung betreffend) aktive Neuronen und postinspiratorische (aktiv während der passiven Ausatmung) Neuronen.
Das Atemzentrum wird in unterschiedliche Bereiche eingeteilt, die diverse Eigenarten und Funktionen aufweisen. Diese sind:

- **Dorsale respiratorische Gruppe:** Die dorsale (den Rücken betreffend) respiratorische (die Atmung betreffend) Gruppe ist ein lockeres Gewebe (Netz) im dorsalen Bereich der Medulla oblongata (das verlängerte

Mark – der am weitesten unten gelegene Teil des Gehirns) und zieht sich fast durch die gesamte Länge der Medulla. Die Aufgabe der DRG ist die Steuerung und Aufrechterhaltung einer rhythmischen Atmung. Sie sammelt für etwa zwei Sekunden Atemluft (Einatmung), dann tritt eine drei Sekunden dauernde Pause ein, erst dann folgt die passive Exspiration (Ausatmung).

- **Ventrale respiratorische Gruppe:** Die ventrale (den Bauch betreffend) respiratorische Gruppe (VRG) findet sich lateral (seitlich) und ventral zur dorsalen respiratorischen Gruppe. In der Regel arbeitet sie besonders bei Belastung und soll eine ansteigende Atmung möglich machen. Sie wird sowohl bei der Ein- als auch bei der Ausatmung benötigt.

- **Pneumotaktisches Zentrum:** Das pneumotaktische (die Lunge betreffend) Zentrum findet sich im oberen Anteil des Pons (= Brücke – Teil des Hinterhirns) und steuert den Bereich, in dem die Einatmung angehalten wird. Somit übt das pneumotaktische Zentrum direkten Einfluss auf die Atemfrequenz aus. Diese wird zentral von der Länge der Einatmung bestimmt.

- **Apneustisches Zentrum:** Das apneustische Zentrum liegt im unteren Teil des Pons. Der Begriff „Apneusis" bezeichnet ursprünglich ein pathologisches Atemmuster – das „nach Luft japsen". Aufgabe dieses Zentrums ist es, die Einatmung bei erhöhtem Sauerstoffbedarf zu erhöhen, etwa bei Belastung.

Ein weiterer bedeutender Fakt ums Atmen ist, dass sich unsere Atmung an unsere Bedürfnisse anpasst. Für uns Menschen war es immer schon elementar wichtig, dass wir allzeit über ausreichend Sauerstoff verfügen können. Auch ist es außerordentlich wichtig, dass das Abfallprodukt Kohlendioxid schnell aus unserem Körper verschwindet. Wäre dieser Vorgang gestört, drohten ernsthafte Schäden an unseren Zellen.

Wirklich gesund ist nur, wer richtig atmet! Ja, das ist tatsächlich nicht von der Hand zu weisen. Gerade die Atmung beeinflusst, wie sonst kein anderer körperlicher Vorgang, die psychische und physische Konstitution erheblich. Wird auf Dauer zu flach und zu schnell geatmet, dann wird der Körper mit

Sauerstoff unterversorgt und im schlimmsten Fall drohen Zellen abzusterben. Gesundheit steht also in direktem Zusammenhang mit einer richtigen Atmung.

Auch auf die Konsistenz unseres Blutes hat eine richtige Atmung Einfluss. Ist die Sauerstoffkonzentration im Blut optimal, bleibt es schön flüssig und erreicht jedes noch so kleine Blutgefäß. Fließt es dann zurück, nimmt es Eiweiße und Gifte mit und baut sie ab.

Liegt im Blut allerdings eine zu niedrige Sauerstoffkonzentration vor, verkleben die Blutplättchen und das Blut wird dicker, es fließt nicht mehr ungehindert. Diese verklebten Blutplättchen stauen sich dann mit den Eiweißen in den Lymphbahnen, der natürliche Abtransport ist unterbrochen. Gift und Abfallprodukte werden nicht mehr aus dem Körper geleitet und auch benötigte Mineralstoffe erreichen ihr Ziel nicht mehr.

Die nicht ausgeleiteten Gifte und Abfallprodukte können sich nun etwa in Gelenken ablagern und führen sehr schnell zu einer Krankheit, die sicher alle von Ihnen schon einmal gehört haben: Arteriosklerose.

Richtiges Atmen

Zuerst: Richtiges Atmen geschieht immer durch die Nase. Denn nur auf diese Weise wird die eingeatmete Luft gefiltert, vorgewärmt und befeuchtet. Es genügen schon fünf Minuten tägliches tiefes Atmen, um bereits eine bedeutende Verbesserung des Befindens zu erreichen.

Denken Sie nur immer daran, nach dem Ausatmen eine kleine Pause einzulegen. Dies beruhigt den Rhythmus und Stress und Anspannung können so von Ihnen abfallen. Achten Sie auch darauf, dass Sie nicht nur Ihre Lungen mit Sauerstoff überfluten, sondern bringen Sie auch Ihr Zwerchfell in Bewegung. Denn eine bessere Zirkulation wird nur erreicht, wenn der Brustkorb, samt aller darin befindlichen Organe, in Bewegung versetzt wird.

Besonders lange sitzende Arbeiten hindern den Brustkorb in seiner Beweglichkeit und daher kann er nicht sein volles Potenzial entfalten. Abhilfe kann hier nur geschaffen werden, indem routinemäßig Atemübungen in den Alltag integriert werden und für ein schnelles Ergebnis kann es hilfreich sein, wenn man sich einem herzhaften Lachanfall überlässt. Das kann die natürliche ursprüngliche Beweglichkeit des Brustkorbs wieder gewährleisten.

Atemtechniken

Atemtechniken sind mehr als pures „Luftholen", sie haben sowohl Einfluss auf unsere körperliche Befindlichkeit als auch auf unseren geistigen Zustand. Mit der richtigen Atemtechnik lassen sich Schmerzen lindern, Schlafstörungen beseitigen, Verdauungsbeschwerden mindern, Ängste eliminieren oder gar das Immunsystem stärken.

Zuvor sollten Sie noch ein paar kleine Dinge beachten, damit Ihre Atemübungen noch effektiver sind und Sie die vollen positiven Effekte erfahren können.

- *Nicht zu den Übungen zwingen. Das erhöht Ihren Stresslevel nur noch zusätzlich. Atemübungen sollten immer ohne Druck ausgeführt werden, es soll Ihnen Spaß bereiten, Ihrem Körper und Geist etwas Gutes zu tun!*

- *Wählen Sie einen bestimmten Ort für die Atemübungen. Das kann der bequeme Ohrensessel sein, das eigene Bett oder auch der Fußboden im Wohnzimmer. Manche Übungen können Sie unterwegs, während des Gehens oder auch im Büro durchführen. Für die Konzentration und den Wohlfühlfaktor hat es sich aber als hilfreich erwiesen, wenn Sie sich einen stillen friedlichen Ort aussuchen – einen Ort, an dem Sie sich wohlfühlen.*

- *Sollten Sie bei sich daheim üben, tragen Sie bequeme Kleidung. Achten Sie vor allem darauf, dass Ihr Bauch nicht von einem engen Hosenbund eingeschnürt ist. Dies wäre für eine tiefe bewusste Atmung kontraproduktiv. Schlüpfen Sie ruhig in den alten abgewetzten Jogginganzug, wenn Sie sich darin wohlfühlen. Es sieht Sie ja schließlich niemand damit!*

- *Bringen Sie eine bestimmte Routine ins Spiel. Am optimalsten führen Sie die Übungen zweimal täglich, immer zur selben Zeit, durch. Dadurch erhöhen Sie den Effekt und verlängern die Wirkung der Übungen. Auch können Sie viele der Übungen als „Erste-Hilfe-Maßnahme" einsetzen, um bei Stress, Angst, Ärger, Wut oder Zorn schnell wieder „auf den Teppich zu kommen".*

- *Eine Menge der Übungen benötigen nur ein paar Minuten. Sicher werden Sie, wenn die genannte Routine eingetreten ist, sehr schnell mit den Übungen fertig sein. Das Schöne an den Atemübungen ist, dass Sie diese* unendlich lang ausführen können. Es spricht nichts dagegen, die einzelnen Übungen zehn Minuten oder länger zu machen. Auf diese Weise steigern Sie die Effektivität der Atemübungen zusätzlich.

Im nun Folgenden geben wir Ihnen ein paar einfache Übungen an die Hand, um zu einer richtigen Atmung zurückzufinden. Am besten fangen Sie gleich mit der ersten Übung an und lassen sich überraschen, was richtiges Atmen „mit Ihnen macht".

Schnellübung 1

Diese einfache Atemübung ist bereits bei einer täglichen Übungsdauer von rund fünf Minuten äußerst wirksam. Durchgeführt werden kann sie überall – im Büro, zu Hause oder auch unterwegs.

Zur Übung: Setzen oder stellen Sie sich aufrecht hin und atmen Sie dreimal ganz tief in den Bauch ein und aus – so tief wie Sie können. Dabei versuchen Sie bei jedem Atemzug, den Bauch mit noch mehr Luft zu füllen. Danach wechseln Sie in eine tiefe Brustatmung, auch dreimal ein- und ausatmen. Spüren Sie dabei bei jedem Atemzug, wie sich Ihr Brustkorb immer weiter ausdehnt.

Diese Abfolge von Bauch- und Brustatmung können Sie so oft hintereinander durchführen, wie Sie glauben, es zu benötigen. Spüren Sie, wie Ihr Geist immer mehr zur Ruhe kommt und Sie innerlich entspannen? Nach dem letzten tiefen Atmen kehren Sie dann wieder zu einer normalen Atmung zurück. Können Sie den Unterschied bereits bemerken?

Schnellübung 2

Auch diese sehr simple Übung ist außerordentlich wirksam und bringt Körper und Geist wieder in Balance. Diese Übung können Sie ebenso immer und überall durchführen, doch speziell für unterwegs ist sie sehr gut geeignet.

Zur Übung: Hierbei sollen Sie ganz bewusst versuchen, Ihre Atmung zu intensivieren. Eine Hilfe kann es hier sein, wenn Sie etwa beim Einatmen bis drei oder auch vier zählen. Solange atmen Sie ein. Dann atmen Sie für die gleiche Zeit aus (wieder bis drei oder vier zählen). Beim nächsten Atemzug steigern Sie sich bis auf vier oder fünf. Genauso lange Ausatmen. Beim nächsten Atemzug dann bis fünf oder sechs usw. Sie erkennen das Schema dahinter.

Gerne können Sie diese Übung auch zwischen zwei Terminen durchführen. Dazu zählen sie dann nicht bis zu einer bestimmten Zahl, sondern nehmen Ihre Schritte als Maß.

Besonders versierte Menschen versuchen, länger auszuatmen als einzuatmen.

Atemübung - Stress

Diese Atemübung soll Ihnen helfen, mit Stress besser umzugehen und sich schnell zu entspannen. Nicht nur Stress atmen Sie mit dieser Methode einfach weg, auch Angst und Wut können Sie so vertreiben.

Zur Übung: Aufrecht hinstellen oder hinsetzen, Schultern möglichst gerade, eine Hand liegt auf dem Bauch. Nun versuchen Sie, durch die Nase bis ganz tief in den Bauch zu atmen. Achten Sie darauf, dass sich Ihr Brustkorb dabei möglichst nicht hebt. Nun atmen Sie nach der 4-6-8-Technik.

Dazu atmen Sie langsam und tief durch die Nase und zählen dabei bis vier. Nun halten Sie die Luft an und zählen dabei bis sechs. Danach atmen Sie ganz langsam und bewusst durch den Mund wieder aus. Dabei zählen Sie dann bis acht. Diese Schritte wiederholen Sie mindestens fünf Mal. Nach einiger Zeit wird es Ihnen zur Routine geworden sein und die Hand auf dem Bauch wird nicht mehr nötig sein.

Atemübung - Zunge spitzen

Zwerchfell und Lunge können sich gegenseitig beeinflussen. Diese einfache Übung können Sie überall durchführen, da sie „unsichtbar" durchgeführt werden kann. So können Sie sie auch während der Arbeit durchführen oder auch in der überfüllten U-Bahn. Mit dieser effektiven Übung können Sie Stress einfach ausschalten. Auch gegen Ängste und Panikattacken hat sich diese Übung bewährt.

Zur Übung: Drücken Sie Ihre Zungenspitze nach vorn oben, bis an die Zähne (bei geschlossenem Mund) und den Gaumen. Es sollte sich anfühlen, als ob Sie ein „L" aussprechen wollten. Wenn Sie Ihre Zunge so positioniert haben, atmen Sie ganz bewusst durch die Nase ein und wieder aus. Steigern können Sie diese Übung noch, indem Sie bei der Ausatmung die Luft möglichst gleichmäßig durch Ihren gespitzten Mund auspusten, gerade so, als wollten Sie ein „Pfff" sagen oder eine Kerze auspusten.

Atemübung - Atmung lenken

Auch dies ist wieder eine sehr einfache Übung, die im Sitzen durchgeführt wird.

Zur Übung: Setzen Sie sich aufrecht auf einen Stuhl mit möglichst hoher Lehne. Sitzen Sie aufrecht, den Rücken an der Lehne anliegend. Nun atmen Sie ganz bewusst ein und aus. Spüren Sie dabei, wie der Atem Ihren Körper durchflutet. Achten Sie dabei aber darauf, dass Sie möglichst bewusst in den Bauch atmen, lenken Sie Ihren Atem dorthin. Für den Anfang kann es sehr hilfreich sein, wenn Sie dabei wieder eine Hand auf Ihren Bauch legen. Das gibt Ihnen die Sicherheit, dass Sie auch in den Bauch atmen.

Nun wechseln Sie zwischen Bauch- und Brustatmung hin und her und spüren Sie dabei genau die Unterschiede.

Atemübung - Arme anwinkeln

Eine wunderbare Übung, um ganz tief durchzuatmen und die volle Lungenkapazität auszuschöpfen.

Zur Übung: Diese Übung können Sie im Sitzen oder Stehen durchführen. Winkeln Sie Ihre Arme auf Höhe Ihrer Brust an. Die Fingerspitzen sollen dabei voreinander liegen und sich ganz leicht berühren. Nun atmen Sie langsam und bewusst durch die Nase ein, dabei führen Sie Ihre Arme immer weiter auseinander. Dies erreichen Sie, indem Sie Ihre Ellenbogen so weit wie möglich voneinander wegdrücken.

Vergessen Sie dabei nicht, auch Ihre Schultern unter Spannung zu halten. Wenn Sie die endgültige Position erreicht haben, dann probieren Sie, diese für einige Sekunden zu halten. Dann beginnen Sie, unter Ausatmen durch den Mund, die Fingerspitzen wieder zusammenzuführen, bis Sie die Ausgangsposition mit den angewinkelten Armen wieder erreicht haben.

Atemübung - Atem verlangsamen

Wieder eine sehr einfache Übung, die Sie überall durchführen konnen. Mit dieser Übung können Sie Stress ganz einfach loswerden und bei einer drohenden Panikattacke Herr Ihrer Sinne bleiben. Mit dieser Atemübung können Sie sich wieder beruhigen und Sie werden sofort die entspannende Wirkung wahrnehmen können.

Zur Übung: Möglichst gerade und aufrecht auf einen Stuhl setzen. Schließen Sie Ihre Augen und atmen Sie ganz tief und bewusst durch die Nase ein und wieder aus. Spüren Sie schon, wie sich Ihre Atmung nach den ersten paar kräftigen Atemzügen beruhigt? Nun probieren Sie, die Zeit des Einatmens zu verlängern. Das können Sie erreichen, indem Sie etwa für fünf Sekunden Luft holen. Dieses Luftholen steigern Sie dann kontinuierlich, erst bis sechs, dann bis sieben Sekunden usw. Wichtig hierbei ist nur, dass Sie auch genauso lange wieder Ausatmen und nicht die Luft mit einem Stoß entweichen lassen.

Atemübung - Angst

Jeder hat in bestimmten Situationen Angst. Das ist normal und an sich kein Grund zur Sorge. Bedenklich wird es nur, wenn die Angst uns lähmt, versucht, uns zu überrollen und bereits in den Alltag übergreift. Hier kann diese wirklich simple Atemübung dabei helfen, wieder mehr Gelassenheit und Entspannung zu spüren.

Zur Übung: Atmen Sie langsam durch die Nase ein und zählen Sie dabei bis vier. Die Schultern lassen Sie dabei hängen und gestatten Sie Ihrem Bauch, sich beim Einatmen so weit wie nötig zu dehnen (auf gar keinen Fall den Bauch dabei einziehen). Nun halten Sie Ihren Atem für eine kurze Zeit an. Danach atmen Sie ruhig und langsam aus und zählen dabei bis sieben. Das können Sie so oft wiederholen, bis Sie sich wieder besser fühlen.

Atemübung 2 - Angst

Angst ist kein schönes Gefühl, da wird mir jeder zustimmen. Aber auch die Angst gehört zu unserem Leben dazu. Früher war sie gar überlebensnotwendig, schützte sie uns doch vor drohenden Gefahren. Heutzutage ist die Angst weniger als Schutzmaßnahme, denn als unerwünschtes Gefühl zu sehen.

Zur Übung: Für diese Übung versuchen Sie, Ihren Rachen zu „verengen". Beim Einsaugen der Luft sollten Sie das deutlich hören können. Zu schaffen ist das, indem Sie Ihre Zunge an den hinteren Gaumen drücken. Nun halten Sie sich die Ohren mit den Daumen und die Augen mit den übrigen Fingern zu. Die Lippen geschlossen halten, doch nicht aufeinanderpressen. Idealerweise haben die obere und die untere Zahnreihe etwas Abstand zueinander, der Kiefer bleibt entspannt. Nun atmen Sie geräuschvoll ein, dann atmen Sie lange und mit einem leichten Summen wieder aus. Dreimal wiederholen (oder so oft Sie es eben benötigen).

Atemübung - Zwerchfelltraining

Das Zwerchfell ist für eine richtige Atmung unerlässlich. Leider lassen viele dem Zwerchfell nicht die Bedeutung zukommen, die es eigentlich verdienen würde. Hier finden Sie nun eine sehr einfache Übung, um Ihr Zwerchfell zu stärken und zu trainieren.

Zur Übung: Setzen oder legen Sie sich auf den Boden, Beine sind etwa hüftbreit auseinandergestellt und gebeugt. Eine Hand liegt auf dem Brustkorb, die andere befindet sich auf dem Bauch. Nun die Bauchmuskeln anspannen und langsam einatmen. Darauf achten, dass die Lippen aufeinander liegen. Dies ist die sogenannte Lippenbremse. Beim Ausatmen bildet sich eine kleine Öffnung zwischen ihnen, durch die Sie die Luft langsam herauslassen. Versuchen Sie, bis vier zu zählen bevor Sie das Ausatmen beenden. Dann wieder Einatmen, bis Sie bis zwei gezählt haben. Fühlen Sie dabei ganz bewusst, wie sich die Bauchmuskulatur entspannt. Der Brustkorb sollte sich jedoch nicht oder nur wenig bewegen.

Atemübung - Lungenfeger

Atemübungen eignen sich nicht nur für eine bessere Gesundheit und eine tiefe Entspannung, sie sind auch für die Stimmbildung sehr gut geeignet. Hier kommt nun eine Übung dazu.

Zur Übung: Durch die Nase einatmen und den Atem mit der Muskulatur für einige Sekunden im Körper halten. Nun einen kleinen Teil der Luft langsam durch die Lippenbremse entweichen lassen. Den anderen, in der Lunge verbliebenen Teil, für einige Sekunden im Körper halten, dann wieder einen kleinen Teil entlassen. Dieses solange wiederholen, bis der gesamte Atem die Lunge wieder verlassen hat.

Atemübung - Atemschnüffeln

Auch diese Atemübung ist gut dazu geeignet, die Stimme zu kräftigen und zu bilden. Auch sie ist sehr simpel, aber effektiv.

Zur Übung: Aufrecht und entspannt hinstellen. Das Gewicht gleichmäßig auf beide Beine verteilen, die etwa schulterbreit auseinander positioniert sind. Nun das Gesäß anspannen und die Knie durchdrücken, ohne die Anwendung von Kraft. Nun die Schultern nach hinten ziehen, dadurch weitet sich der

Brustkorb. Dann mit kurzen, aber kräftigen Schnüffelzügen einatmen. Ausschließlich durch die Nase atmen. Jedes Mal etwas mehr Luft aufnehmen, sodass sich der Bauchumfang vergrößert. Nach ein paar Schnüffelzügen eine kurze Pause einlegen und dann durch den leicht geöffneten Mund ausatmen.

Atemübung - zur Entspannung

In unserer hektischen und schnelllebigen Welt wünschen sich viele einfach nur etwas mehr Entspannung in Ihrem Alltag. Mit dieser kleinen Atemübung ist dieser Zustand schnell und effektiv erreicht.

Zur Übung: Für diese Übung auf einen umgedrehten Stuhl setzen und die Arme bequem auf der Lehne ablegen. Nun die Stirn auf den Armen ablegen. Einatmen und die Luft einen Moment im Körper halten. Mithilfe der Lippenbremse ausatmen. Einige Atemzüge lang wiederholen, bevor Sie sich wieder in eine aufrechte Position begeben.

Nun stelle ich Ihnen einige Atemübungen vor, die vor allem bei Stress, Ärger, Wut und sonstigen besonderen Belastungen geeignet sind. Probieren Sie sie bei nächster Gelegenheit gleich aus und testen Sie deren Wirksamkeit.

Atemübung - Ausgeglichener Atem

Diese kleine Übung schärft den Fokus, kann Stress reduzieren und wirkt ausgleichend auf das zentrale Nervensystem. Besonders gut geeignet ist sie auch, um gegen Schlafprobleme vorzugehen.

Zur Übung: Setzen, stellen oder legen Sie sich bequem hin. Dann atmen Sie rund vier Sekunden ganz tief durch die Nase ein (zählen Sie dazu einfach langsam in Gedanken bis vier). Nach der Einatmung atmen Sie dann aus und zählen dabei auch wieder bis vier. Übrigens, die ganz fortgeschrittenen Yogis zählen bis 8 pro Atmung!

, Wenn Sie Probleme beim Einschlafen haben, dann kann Ihnen diese Übung ähnlich gut helfen wie das allgemein bekannte „Schäfchen zählen".

Atemübung - Atem zählen

Diese ist eine anspruchsvollere Übung. Aus diesem Grund wird empfohlen, gerade zu Beginn diese Atemübung an einem ruhigen ungestörten Ort durchzuführen. Bei dieser Übung ist das Risiko, aus dem Konzept zu kommen, gerade für Anfänger sehr groß. Doch keine Angst, mit täglicher Routine wird es Ihnen sehr schnell immer leichter fallen und nach einiger Zeit müssen Sie gar nicht mehr nachdenken, wenn Sie diese Atemübung durchführen.

Zur Übung: Setzen Sie sich bequem auf einen Stuhl (wenn möglich, nehmen Sie einen Stuhl mit hoher Lehne, an die Sie sich komfortabel anlehnen können). Achten Sie darauf, dass der Rücken gerade ist, neigen Sie Ihren Kopf ganz leicht nach vorn. Nun schließen Sie Ihre Augen und atmen Sie ein paar Mal ganz tief durch. Versuchen sie nicht, Ihren Atem in irgendeiner Form zu beeinflussen, lassen Sie ihn einfach „fließen". Am optimalsten sollte Ihre Atmung ruhig und gleichmäßig sein.

Nun beginnen Sie mit der eigentlichen Übung. Dafür zählen Sie beim Ausatmen „eins". Beim darauffolgenden Ausatmen zählen Sie dann „zwei". Dies machen Sie immer beim Ausatmen und zwar so lange, bis Sie bei fünf angelangt sind. Wenn Sie dann also fünf erreicht haben, dann beginnen Sie einen neuen Zyklus. Zählen Sie dabei niemals höher als bis fünf und nur beim Ausatmen zählen, nie beim Einatmen. Sollten Sie beim Zählen plötzlich bei 10 oder 18 angelangt sein, waren Sie nicht konzentriert genug. Diese Atemübung können Sie gerne für zehn Minuten durchführen.

Atemübung - Pprogressive Muskelentspannung

Mit dieser einfachen Übung finden Sie wieder zu mehr Lockerheit, da Sie damit Ihre gesamte Muskulatur lockern können. Verspannungen werden mit dieser Atemtherapie bald der Vergangenheit angehören.

Zur Übung: Legen Sie sich bequem auf den Boden. Entspannen Sie sich und nehmen Sie ein paar kräftige tiefe Atemzüge. Nun atmen Sie ein und spannen dabei die Muskeln in den Füßen an. Beim Ausatmen entspannen Sie dann die Muskeln der Füße wieder. Beim nächsten Einatmen sind dann die Muskeln der Waden an der Reihe. Einatmen – anspannen, ausatmen – entspannen.

Auf diese Weise arbeiten Sie sich einmal komplett Ihren ganzen Körper entlang. Immer unten (bei den Füßen) beginnen und nach oben wandern. Folgende Reihenfolge: Füße, Beine, Bauch, Brust, Finger, Arme, Schultern, Nacken und zum Schluss noch das Gesicht.

Um die Verspannungen zu vertreiben, schließen Sie bei der Atemübung am besten Ihre Augen und fokussieren Sie sich ganz bewusst auf das An- und Entspannen Ihrer Muskulatur. Halten Sie die Spannung in der Muskulatur für etwa zwei bis drei Sekunden aufrecht. Diese Übung ist eine hervorragende Vorbereitung auf eine Meditation.

Atemübung - Konzentrierter Atem

Eine hervorragende Übung, um den Geist zu entspannen und Sorgen und Stress leicht loszuwerden. Diese Atemübung kann immer und überall durchgeführt werden.

Zur Übung: Diese Übung führen Sie am besten im Sitzen oder Liegen durch, da sie etwas länger dauert und Sie dabei Ihre Augen schließen sollten. Also, wenn Ihre Augen offen sind, dann jetzt bitte schießen. Atmen Sie ein paar Mal tief ein und aus, entspannen Sie sich.

Nun beginnt die Übung damit, dass Sie einatmen und sich dabei vorstellen, wie die eingeatmete Luft mit den Gefühlen Frieden, Ruhe und Ausgeglichenheit erfüllt ist. Versuchen Sie, diese Gefühle in Ihrem ganzen Körper nachzufühlen. Sodann atmen Sie wieder aus und stellen sich dabei vor, wie Ihr Ärger, Stress und die Anspannung in dieser Luft gelöst sind und mit dem Ausatmen einfach Ihren Körper verlassen (so wie das Kohlendioxid beim Ausatmen). Nun verbinden Sie einen Satz oder ein Wort mit dem Atmen. Das könnte für das Einatmen etwa sein: „Mit diesem Atemzug nehme ich Frieden, Ruhe und Gelassenheit in mich auf". Für das Ausatmen könnte der Satz etwa so lauten: „Mit diesem Atemzug atme ich Stress, Ärger und Anspannung aus meinem Körper heraus".

Atemübung - Wechselatmung

Diese sehr effektive Atemübung kommt aus dem Yoga und wird dort auch „Nadi Shodhana", Reinigungs- oder Wechselatmung, genannt. Gerne wird diese Atemübung auch „der Freund des Yogis" genannt, und das kommt nicht von ungefähr: Diese Atemübung schafft eine innere Balance, bringt Ruhe und Gelassenheit und vereint die rechte und linke Hirnhälfte miteinander. Bereits Hillary Clinton kannte die positiven Effekte der Wechselatmung, wie sie nach ihrer Wahlniederlage in ihrem Buch: „What happened" verriet.

Zur Übung: Setzen Sie sich bequem hin (für alle, die bereits mit der

Meditation vertraut sind: begeben Sie sich in eine bequeme meditative Position). Nun platzieren Sie Ihren rechten Daumen auf Ihrem rechten Nasenloch, atmen Sie tief durch das offene linke Nasenloch ein. Auf dem Höhepunkt der Einatmung halten Sie sich dann das linke Nasenloch mit kleinem und Ringfinger zu und atmen gleichmäßig durch das rechte Nasenloch wieder aus.

Diesen Vorgang setzen Sie fort, indem Sie nun durch das rechte Nasenloch einatmen, das linke dabei verschließen. Auf dem Höhepunkt der Einatmung dann das rechte Nasenloch verschließen und mit dem linken Nasenloch wieder ausatmen.

Diese Atemübung aktiviert den Energiefluss, kann anregend sein wie eine Tasse starker Kaffee. Aus diesem Grund sollten Sie sie nicht vor dem Schlafengehen anwenden.

Atemübung - Atem des Löwen

Eine Atemübung, die ungeheuer befreiend wirkt und Stress und Anspannung im Nu verschwinden lässt. Des Weiteren ist sie sehr gut für das Selbstbewusstsein und sie bringt neue Kraft. Am besten lässt sie sich an einem ruhigen ungestörten Ort durchführen.

Zur Übung: Bei dieser Atemübung stellen Sie sich in Ihrem Geist vor, dass Sie ein Löwe sind. Ihren Atem lassen Sie durch einen weit geöffneten Mund herausfließen. Für die Atemübung setzen Sie sich in eine bequeme Pose auf einen Stuhl oder auf den Boden. Nun atmen Sie so viel ein wie Sie nur können. Füllen Sie Ihren Bauch maximal mit Atemluft an. Wenn keine Luft mehr rein zu bekommen ist, dann machen Sie Ihren Mund so weit wie möglich auf (wie ein Löwe, wenn er brüllt). Genau mit solch einem imitierten „Aahhh"-Geräusch (wie ein Löwe brüllt) atmen Sie dann wieder die ganze Luft aus.

Diesen Vorgang wiederholen Sie ein paar Mal hintereinander.

Atemübung - Stimulierende Atmung

Auch diese eher anspruchsvolle Übung stammt aus dem Yoga. Sie trägt dort die Bezeichnung „Bhatriska", wird aber auch gerne als „Blasebalg" bezeichnet. Mit ihrer Hilfe soll die Lebensenergie gesteigert und die Wachsamkeit erhöht werden. Jedes Mal, wenn Sie das Gefühl haben, Sie bräuchten einen Energie-Kick, dann können Sie diese Übung anwenden.

Zur Übung: Schließen Sie Ihren Mund. Schnell, aber nicht verkrampft durch die Nase ein- und ausatmen. Die Ein- und Ausatmungszeit sollte nahezu identisch sein, doch so kurz wie es geht. In der Sekunde sollten Sie drei Zyklen aus Ein- und Ausatmung erreichen. Diese Atemtechnik versetzt Ihre Membran in eine schnelle Bewegung, daher hat diese Übung auch ihre andere Bezeichnung „Blasebalg". Nach jedem schnell geatmeten Durchgang atmen Sie dann wieder in normaler Frequenz.

Diese Übung sollten Sie zu Beginn nicht länger als fünfzehn Sekunden durchführen. Jedes Mal, wenn Sie diese Atemübung erneut durchführen, können Sie die Dauer in Fünf-Sekunden-Schritten erhöhen, bis Sie eine ganze Minute erreicht haben.

Bei dieser Atemübung haben Sie sogar eine Kontrollmöglichkeit, denn wenn Sie die Übung korrekt durchgeführt haben, dann können Sie es im Nacken, der Brust, im Zwerchfell und dem Bauch spüren. Auch werden Sie ein Gefühl von neuer Stärke und Energie wahrnehmen können.

Atemübung - Feueratmung

Stammt auch aus dem Yoga („Kapalabhati") und ist hierzulande auch unter der Bezeichnung „Schnellatmung" bekannt. Gerne wird diese Atemtechnik mit der vorherigen (Bhatriska) verwechselt, doch liegt beim Kapalbhati die Ausatmung im Fokus. Beim Bhatriska werden hingegen sowohl das Ein- als auch das Ausatmen betont. Diese Atemübung befreit von verbrauchter Energie und verursacht ein warmes Gefühl im Körper.

Zur Übung: starten Sie diese Übung mit einem tiefen, langsamen, bewussten Einatmen. Das darauffolgende Ausatmen soll dann kräftig und schnell von ganz unten im Bauch erfolgen. Machen Sie sich mit dieser Atmung vertraut und steigern Sie dann die Frequenz, bis Sie alle ein bis zwei Sekunden einen Ein- und Ausatmungszyklus schaffen. Machen Sie das für rund zehn Atemzüge.

Atemübung - Bienensummen

Auch diese Übung stammt aus dem Yoga („Bhramarin") und ist sehr leicht durchzuführen. Diese Atemtechnik sorgt für eine bessere Durchblutung und so können Sie eine tiefe Entspannung für Körper und Geist erfahren.

Zur Übung: Setzen Sie sich bequem auf einen Stuhl (gerne mit einer hohen Lehne). Nun verschließen Sie mit Ihren beiden Daumen Ihre Ohren. Ihre übrigen Finger können Sie locker auf Ihren Kopf legen. Jetzt beachten Sie für ein paar Atemzüge Ihren Atem und summen beim Ausatmen wie eine Biene. Stellen Sie sicher, dass Ihre Lippen dabei vibrieren (gerade so, als wollten Sie Trompete spielen). Dieses Summen beim Ausatmen machen Sie ein paar Mal hintereinander.

Wie fühlen Sie sich nun? Ist Ihr Geist nun wieder freier? Ihr Körper entspannter?

Atemübung - Magen

Mit dieser Übung können Sie Ihren Magen und Darm entlasten und wieder ein natürliches Gleichgewicht darin herstellen. Diese Atemübung, regelmäßig angewendet, verhindert Verstopfung und kann vor Fettleibigkeit schützen. Besonders geeignet ist diese Übung für den Morgen, wenn Sie gerade erwacht sind. Natürlich kann die Atemübung auch zu einer anderen Tageszeit durchgeführt werden, nur der Magen sollte relativ leer sein. Es empfiehlt sich, nach einer Mahlzeit rund eine Stunde zu warten, bevor diese Übung durchgeführt wird.

Zur Übung: Stellen Sie sich vor einen Sessel und neigen Sie sich mit ausgestreckten Armen nach vorn, bis Sie beide Armlehnen umfassen können. Nun stoßen Sie sämtlichen Atem aus. Danach halten Sie den Atem an und ziehen Ihren Unterleib so weit wie möglich ein, nur um ihn dann so weit wie möglich rauszudrücken. Das wiederholen Sie dreimal, doch ohne dabei zu atmen. Nach diesen drei Zyklen atmen Sie wieder normal ein.

Diese komplette Atemübung sollten Sie fünf weitere Male wiederholen. Sollten Sie an Verstopfung oder Verdauungsproblemen leiden, empfehlen sich zehn Wiederholungen.

Atemübung 2 - Magen

Auch diese Atemübung wird Ihrem Magen-Darmtrakt guttun, glauben Sie mir.

Zur Übung: Aufrecht hinstellen, die Augen sind geschlossen. Platzieren Sie Ihre Hände übereinander auf Ihrem Unterleib und drücken Sie leicht gegen ihn.

Nun spannen Sie den unteren Bereich Ihres Bauches an. In der Zeit, in der Sie die Anspannung aufrechterhalten, spannen Sie zugleich auch den oberen Bereich Ihres Bauches an. Nun entspannen Sie beide Teilbereiche gleichzeitig wieder. Diesen Vorgang wiederholen Sie rund sechsmal.

Atemübung - Kopfschmerzen

Jeder kennt sie und jeder hasst sie, Kopfschmerzen! Wenn Sie dieser Plage seither auch immer mit Medikamenten zu Leibe gerückt sind, dann können Sie darauf mit der Atemübung gegen Kopfschmerzen künftig verzichten.

Zur Übung: Pressen Sie eine Handfläche leicht gegen Ihren Hinterkopf. Die andere Handfläche liegt in gleicher Weise an Ihrer Stirn. Nun atmen Sie ein und halten den Atem dann an. Zeitgleich ziehen Sie ganz bewusst Ihre Muskeln am Scheitel zusammen – gerade so, als wollten Sie die Stirn runzeln. Nun entspannen Sie die Muskeln wieder und atmen dabei aus.

Diese Übung wiederholen Sie etwa vier- bis sechsmal.

Atemübung - Lebensenergie

Geschwächte Organe oder auch ein schwaches Bindegewebe können sich mit dieser Atemübung wieder erholen und kräftigen, denn mit dieser Technik kann die Lebensenergie bewusst in den Körper gelenkt werden. Auch um Schmerzen in den Extremitäten zu beseitigen, sie zu stärken und die Muskeln wieder zu kräftigen, hat sich diese Atemübung bewährt. Um das mit dieser Übung zu erreichen, führen Sie sie einfach mit dem betreffenden Körperteil durch.

Zur Übung: Atmen Sie aus, während Sie bis 20 zählen. Zugleich ziehen sie währenddessen den betreffenden Muskel (oder die Muskeln) leicht, aber bewusst und fokussiert, zusammen. Dann entspannen Sie den Muskel wieder und atmen dabei ein.

Diese Übung sollten Sie rund sechsmal wiederholen. Eine schwache Muskulatur an den Waden oder den Oberschenkeln kann so gekräftigt werden.

Atemübung - Starke Nerven

Wenn sie oft das Gefühl haben, dass Sie schwächer werden, Ihre Energie nachlässt, Sie leicht nervös werden, dann ist dies die Atemübung Ihrer Wahl. Mit ihr können Sie wieder zu Ihrer inneren Mitte finden und erfahren unglaubliche Gelassenheit.

Zur Übung: Einatmen und die Luft anhalten. Nun spannen Sie alle Muskeln in Ihrem Körper gleichzeitig an. Zählen Sie in Gedanken bis 20 und halten Sie dabei die Spannung in Ihren Muskeln. Fokussieren Sie sich auf Ihr Inneres. Nun atmen Sie wieder aus und entspannen Ihre Muskeln.

Diese Übung wiederholen Sie etwa dreimal.

Atemübung - Fokussierter Blick

Mit dieser Übung ist es möglich, den Blick fürs Wesentliche wieder neu zu schärfen. Der Kopf wird wieder klar und Sie können sich wieder auf die wichtigen Dinge in Ihrem Leben konzentrieren.

Zur Übung: Ausatmen, ohne wieder einzuatmen. Die Muskulatur am Kopf leicht anspannen, Stirn runzeln, Augenbrauen hochziehen, auf die Zähne beißen, die Nase rümpfen und die Mundwinkel nach außen ziehen, sodass er ganz breit wird. Diese Mimik beibehalten, dabei bis 15 zählen. Danach wieder Einatmen und die Muskulatur entspannen.

Diese Übung am besten sechsmal wiederholen.

Atemübung - Heilender Atem

Diese Atemübung konzentriert sich darauf, die Drei-Schritte-Atmung bewusst zu variieren. Diese Übung ist eine sehr simple Übung und mit ihr ist es möglich, den Atemvorgang zu verlängern. Das soll Sie sehr leicht entspannen lassen und eine Balance für einen gesunden Körper und Geist herstellen.

Zur Übung: Das Verhältnis Einatmen-Pause-Ausatmen ist hierbei 1-4-2. Die Länge des Einatmens bestimmt die zeitliche Abfolge der darauffolgenden Prozesse. Das heißt also: Sie atmen für zwei Sekunden ein. Dann machen Sie eine Atempause von acht Sekunden. Im Anschluss atmen Sie für vier Sekunden aus.

Ihre Zeit des Einatmens können Sie beliebig variieren und somit die beiden anschließenden Phasen auch.

Atemübung - Strohhalm-Atmung

Diese einfache, aber effektive Übung sorgt für ein intensiveres tieferes Atmen. Sie schenkt neue Energie und sorgt für Entspannung.

Zur Übung: Bei dieser benötigen Sie ein Hilfsmittel – einen Strohhalm. Diesen nehmen Sie so in den Mund, dass er parallel zum Boden ist. Nun atmen Sie langsam und bewusst durch die Nase ein. Anschließend atmen Sie durch den Strohhalm in Ihrem Mund wieder aus. Dabei konzentrieren Sie sich auf die Temperatur der eingeatmeten Luft zu Beginn und am Ende der Atemübung. Können Sie auch wahrnehmen, dass sich die Temperatur vom ersten zum letzten Atemzug erhöht hat? Der Grund ist, Sie haben mit dieser Übung gelernt, intensiver, somit tiefer und bewusster zu atmen.

Atemübung - Arme heben und fallen lassen

Während dieser Übung werden Sie schnell bemerken, wie sich die veränderte Körperhaltung auf Ihre Atmung auswirkt. Bemerken Sie den Unterschied?

Zur Übung: Stellen Sie sich aufrecht und mit geradem Rücken hin. Lassen Sie Ihre Arme bequem an Ihren Seiten hängen. Nun atmen Sie tief ein und lassen Ihre Arme dabei langsam nach vorn und nach oben gleiten, bis sie sich ausgestreckt über dem Kopf befinden und maximal nach oben gereckt sind. Nun lassen Sie Ihren kompletten Körper folgen und strecken ihn auch.

Diese gespannte Haltung halten Sie für einige Sekunden, dann atmen Sie aus und lassen Ihre Arme langsam wieder nach unten sinken. Dabei neigen Sie Ihren Oberkörper so weit Sie können nach vorn. Danach recken Sie Ihre Arme so weit Sie können nach unten, Beine bleiben durchgestreckt. Die nächste Einatmung wird Ihren Körper wieder in eine aufrechte Position zurückbringen.

Atemübung - Arme ausstrecken

Auch bei dieser einfachen Atemübung können Sie sehr schön merken, wie eine veränderte Körperhaltung die Atmung beeinflusst. Mit dieser Atemtechnik atmen Sie tiefer in Ihren Bauch ein und so können Sie mit dieser Übung Ihr Lungenvolumen vergrößern – nebenbei stärken Sie so auch noch Ihre Bronchien. Versuchen Sie es am besten gleich einmal.

Zur Übung: Setzen Sie sich bequem auf einen Stuhl, gerne einen mit hoher Lehne. Lehnen Sie den Rücken an und versuchen Sie, aufrecht zu sitzen. Ihre

Beine stehen locker auf den Boden, leicht gebeugt. Die Arme halten Sie seitlich, locker gestreckt und nach unten hängend.

Nun atmen Sie ein und dabei heben die Arme, immer noch durchgestreckt, bis sie in waagrechter Position auf Höhe Ihrer Schultern sind. Während Ihre Arme in unbewegter Position verharren, halten Sie kurz die Luft an. Nun atmen Sie wieder aus und senken dabei Ihre Arme wieder – langsam und gleichmäßig.

Atemübung - Stoßartiges ausatmen

Wenn wir in Stress geraten, verärgert oder ängstlich sind, dann macht sich das auch bei unserer Atmung bemerkbar. Wir atmen flach und unregelmäßig. Somit schaffen wir zu wenig Sauerstoff in unseren Körper, die Muskulatur verspannt sich. Um dies zu verhindern ist die folgende Übung sehr gut geeignet.

Zur Übung: Setzen Sie sich bequem auf einen Stuhl oder Sessel. Legen Sie eine Hand auf Ihre Brust, die andere Hand auf Ihren Bauch. Nun atmen Sie locker ein und zählen währenddessen bis fünf. Anschließend atmen Sie fünfmal stoßartig durch den Mund aus. Diese Übung können Sie fünfmal wiederholen.

Atemübung - Langes Ausatmen

Diese Übung trainiert einen rhythmischen gleichmäßigen Atem. Bei dieser Atemübung ist es wichtig, dass nicht zu viel Luft auf einmal ausgeatmet wird, sondern eher langsam und gleichmäßig geschieht.

Zur Übung: Aufrecht hinstellen, Füße stehen schulterbreit auseinander. Atmen Sie ein paar Mal langsam, ruhig und bewusst ein und aus. Einatmen durch die Nase und Ausatmen durch den Mund. Die Länge der Atemzüge sollte möglichst gleich sein, d. h., Sie zählen beim Einatmen bis fünf und beim Ausatmen zählen sie auch wieder bis fünf.

Nun wird das Ausatmen langsam verlängert, bis Sie etwa doppelt so lange ausatmen wie Sie einatmen. Gerade zu Beginn ist es ratsam, die Atemzüge langsam zu steigern. Gerne können Sie damit anfangen, zuerst die Einatmung für etwa drei Sekunden durchzuführen und die Ausatmung etwa für sechs Sekunden. Klappt das gut, können Sie langsam erhöhen. Versuchen Sie sich an unterschiedlichen Intervallen und finden Sie so das zu Ihnen passende Muster.

Das Zählen der Atemzüge lässt Ihren Fokus komplett auf Ihrer bewussten

Atmung ruhen, und die Entspannung werden Sie schon sehr bald wahrnehmen können.

Atemübung - Lunge aufpumpen

Diese Übung kann Ihnen in einer stressigen Situation helfen, mehr Gelassenheit und Ruhe zu verspüren.

Zur Übung: Einatmen und dabei bis zwei zählen. Dann halten Sie Ihre Luft an und zählen wieder bis zwei. Nun atmen Sie wieder ein und zählen bis zwei. Die Luft wieder anhalten und bis zwei zählen. Diesen Vorgang widerholen Sie so lange, bis Sie es nicht mehr schaffen, nochmal einzuatmen. Nun dürfen Sie in einem langen, ruhigen und gleichmäßigen Atemzug wieder ausatmen. Anschließend atmen sie ganz normal weiter. Widerholen Sie die Übung zwei weitere Male.

Atemübung - Rebirth Atmung

Vor allem bei Stress beruhigt diese Atemübung sehr, sie klärt die Gedanken und justiert den Blickwinkel neu. Die Übung kann immer und überall ausgeführt werden.

Zur Übung: Hier geht es darum, 20 miteinander verbundene Atemzüge zu machen. Das heißt, dass zwischen dem Ein- und Ausatmen keine Pause liegt. Beginnen Sie mit vier kurzen Atemzügen. Daran schließen Sie einen sehr langen Atemzug an. Atmen Sie dabei nur durch die Nase. Nun wiederholen Sie die vier kurzen und den einen langen Atemzug viermal, ohne Pause dazwischen. Beim langen Ausatmen entspannen Sie bewusst Ihre Muskulatur. Bleiben Sie dabei ganz entspannt und Sie werden schon bald merken, dass sich die Atemzüge sehr schnell zu einem verbinden. Lassen sie Ihren Atem frei fließen und alles wird sich automatisch fügen.

Diese Atemübung kann Ihnen nicht nur auf mentaler Ebene (Raucherentwöhnung, Angst, Burn-out, Drogensucht oder Traumata) helfen, sie kann auch physische Erkrankungen (Asthma, Rückenschmerzen, Kopfschmerzen, Tinnitus, Allergien und Immunschwäche) lindern.

Atemübung - Stiller Raum

Mit dieser Atemübung können Sie in einen speziellen, stillen, inneren Raum eintreten. Diese Übung dient als Hilfsmittel, um im Hier und Jetzt, in der Gegenwart zu leben und zu sein.

Den stillen Raum finden Sie in sich, tief in Ihrem Inneren. Da wir nicht aus fester Materie bestehen, sondern unsere Teilchen (Atome) sich eher in ständiger Wechselbeziehung zueinander befinden, können Sie sich den stillen Raum als eine Art Vakuum vorstellen.

Den stillen Raum können Sie nicht mieten oder kaufen, er hat keinen materiellen Bezug. Doch ist er für den spirituell Lebenden dringend benötigter Raum, den er zum Erleben braucht. Denn wo kein Raum, da keine neue Schöpfung!

Nun fragen Sie bestimmt, wie Sie diesen stillen Raum finden können oder wo sich der stille Raum bei Ihnen befindet.

Diesen besonderen Raum können Sie am ehesten durch Beobachten finden. Beobachten Sie Ihre Gedanken und Gefühle und Sie werden ihn zwischen Ihren Gedanken finden können. Natürlich wird Ihnen klar sein, dass dies nicht „auf Knopfdruck" funktionieren kann, dieser Prozess braucht Übung und Training. Es braucht eine gewisse Zeit, bis Sie sich dieses Raums bewusst werden. Wollen Sie zu innerer spiritueller Erleuchtung gelangen, befinden Sie sich vielleicht auch in dieser Kalamität: Sie streben nach Ihrem innersten Selbst und können es doch nicht greifen, nicht sehen und nicht berühren. Vieles, was mit der Spiritualität zu tun hat, entzieht sich dem Visuellen. Es ist kein Gegenstand, kein Objekt und deshalb sehr schwer zu begreifen und zu erfahren. Hier können Sie nur versuchen, Ihre Sinne weiter zu schärfen, tief in sich zu spüren, alles wahrzunehmen und Achtsamkeit zu üben.

Zur Öffnung des stillen Raums gelangen wir, wenn wir uns permanent in Zufriedenheit befinden. Es genügt schon, die Zufriedenheit als latente Grundeinstellung in sich zu tragen. Der geöffnete innere Raum lässt uns in diesem Gefühl der Zufriedenheit verweilen.

Zum Öffnen dieses Raums müssen Sie die Stille und die Weite in Ihrem Inneren spüren und sich auch in Ihrem Inneren still verhalten. Atmen Sie dabei bewusst und tief (nehmen Sie dazu gerne eine geeignete Atemübung aus der Liste). Sie können Ihren stillen Raum nur öffnen, wenn Sie tief und still in sich hinein fühlen und dabei achtsam sind.

Erst durch unsere Öffnung für diesen stillen Raum sind wir in der Lage, das Schöne in und an unserem Leben wahrzunehmen. Wir kehren zurück zur Wurzel unseres Seins und lassen uns nicht mehr von äußeren Faktoren bestimmen. Das schärft unseren Blick für das Wesentliche und wir treten in einen tiefen empathischen Kontakt zu unseren Mitmenschen. So können wir dann auch wieder den Kontakt zu uns selbst finden und sind uns auch im Alleinsein genug. Ein allumfassendes Gefühl von Frieden und Wohlbefinden stellt sich ein und wird Ihnen eine ganz neue Bewusstseinsebene schenken.

Atemtechnik und Entspannung

Den Zusammenhang zwischen unserem Geist und der Atmung haben Sie sicher schon erkannt. Wir haben bereits darüber gesprochen, was falsches Atmen alles mit uns anstellen kann, dass es teils sehr gravierende Erkrankungen nach sich ziehen kann, das ist alles bekannt.

Wenn wir uns nun aber die positiven Aspekte einer richtigen Atmung anschauen, ist es dann auch so deutlich, was sie uns Gutes tut? Dieser Frage widmen wir uns in diesem Abschnitt.

Stress lässt unser sympathisches Nervensystem (auch Sympathikus genannt) auf den Plan treten. Zusammen mit dem Parasympathikus und dem enterischen Nervensystem (auch Darmnervensystem genannt) bildet der Sympathikus einen Teil des vegetativen Nervensystems (oder autonomes Nervensystem genannt). Die meisten Organe unterliegen der Steuerung von Sympathikus und Parasympathikus. Diese beiden Systeme ergänzen einander und so können die Organe recht fein reguliert werden.

Der Sympathikus beeinflusst besonders die glatten Muskeln der Blutgefäße und Drüsen und regelt lebenswichtige Prozesse. Das geschieht völlig unbewusst und kann von uns nicht beeinflusst werden. Der Sympathikus verursacht einen Leistungsanstieg im Körper, eine sogenannte Ergotropie. Er versetzt den Körper in den „Flucht-oder-Kampf-Modus", verursacht also eine Stressreaktion. Er erhöht den Blutdruck, die Herztätigkeit, den Stoffwechsel, die Durchblutung und den Spannungszustand der Herz- und Skelettmuskeln und die Glykose (diese dient zur Herstellung von Energie durch den Abbau von Kohlenhydraten).

Zugleich jedoch stoppt er andere Prozesse im Körper, die in dieser Situation nicht unbedingt erforderlich sind, sozusagen in der Situation keinen Nutzen haben. So vermindert er etwa im Darm, in der Haut und besonders in den Nieren die Durchblutung (dies erreicht er durch Verengung der Gefäße). Weiterhin beeinflusst der Sympathikus die Funktion der Blase, die Lungenfunktion, die inneren Atemmuskeln, die Geschlechtsorgane und die Sekretbildung in den Drüsen.

Bei Stress ist der Körper also in Alarmbereitschaft. Er reagiert darauf, indem er Cortisol und Adrenalin ausschüttet, den Körper also auf die nachfolgenden Situationen vorbereitet. Die Folge ist, dass sich unsere Atmung ebenso beschleunigt wie unser Herzschlag, die Muskulatur spannt sich an. Diesen Prozess kann man aber durch Kontrolle der Atmung wieder ändern, denn wenn wir bewusst langsamer atmen, dann wird das sympathische Nervensystem wieder deaktiviert und das parasympathische Nervensystem wird aktiviert.

Stressige Situationen müssen also nicht mehr hingenommen werden, mit der richtigen Atmung können Sie sie einfach „wegatmen".

Oftmals gelingt uns dies aber in der stressigen Situation nicht wirklich und hier heißt das Zauberwort „Üben", denn nur wenn Ihnen die verschiedenen Atemübungen in Fleisch und Blut übergegangen sind, dann können Sie sie auch in einer „Extremsituation" abrufen.

Hier noch einmal zusammengefasst, wie Sie in einer belastenden Situation richtig atmen: In Stresssituationen ist es wichtig, tief in den Bauch zu atmen. Gerne dazu die Augen schließen und eine Hand auf den Bauch legen, um die Atmung zu kontrollieren (der Bauch sollte weit nach außen gedrückt sein, dann atmen Sie richtig). Atmen Sie im Idealfall etwa sechs- bis siebenmal tief ein und dann wieder aus. Auf diese Weise aktivieren Sie Ihr Zwerchfell, das sich beim Ausatmen dann entspannt und die Luft aus den Lungen presst. Beim Einatmen spannt sich das Zwerchfell wieder und die Lungen füllen sich mit Luft an. Das drückt die Eingeweide im Bauchraum zur Seite und wirkt so wie eine kleine innere Massage – sehr gut für Ihre Verdauung.

Trampolinspringen und Atmung

In seinem Buch „The Golden Seven plus one" rät Dr. Samuel West, Lymphologe und Chemiker (verstorben 2004), dass das Trampolinspringen als Aktivator des Lymphsystems eingesetzt werden kann. Das Lymphsystem kann in starrem oder festem Gewebe nicht richtig arbeiten und die Sprünge und

Hüpfer regen beim Trampolinspringen den Fluss der Lymphe an und durchbrechen angestaute Prozesse. Um Lebensenergien wieder anzuregen, so der Mediziner, genügen täglich schon wenige Minuten auf dem Trampolin.

Während des Springens soll am besten tief und gleichmäßig geatmet werden und auch die Einbindung einer Visualisierung (beim Einatmen können Sie etwa „Schadstoffe heraus" und beim Einatmen „neue Vitalität hinein" vor Ihrem geistigen Auge visualisieren) kann den Ablauf sinnvoll ergänzen.

Gerade am Anfang dieser „Trampolin-Kur" können einige Personen mit einer sehr starken Entgiftung und begleitender Übelkeit reagieren. Wenn das bei Ihnen der Fall ist, dann beginnen Sie das Trampolinprogramm erst ganz langsam, vielleicht mit starkem Gehen. Schwingen Sie dabei Ihre Arme im Rhythmus mit und atmen Sie im gleichen Tempo ein und aus – gerne von einem Zischen begleitet.

In seinem Buch beschreibt Dr. West einige Patienten, die aus der Kombination von gesunder Ernährung, ausreichend Bewegung (vorzugsweise an der frischen Luft) und richtiger Atmung wieder zu mehr Lebensenergie kamen und auf diese Weise auch Erkrankungen und Schmerzen lindern konnten.

Checkliste – richtig atmen und Stress reduzieren

Stress und Hektik, das charakterisiert unser modernes Leben. Wir hetzen von Termin zu Termin, nehmen uns noch nicht einmal die Zeit, uns in Ruhe hinzusetzen und ein gemütliches Essen zu genießen. Das erledigen wir meist „zwischendurch" – eine schnelle Currywust oder auch die belegte Semmel aus der Kantine auf der Arbeit. Das solch ein Lebenswandel auf Dauer nicht gesund sein kann, das kann jeder erkennen. Wenn Sie also mal wieder in einer Situation stecken, in der Sie merken, dass Ihr Stresslevel kontinuierlich steigt, dann erinnern Sie sich an diese kleine Checkliste „richtig Atmen".

1. **Atmen Sie tief ein und aus!** Sie kennen sicher die Reaktionen Ihres Körpers, wenn der Stress sich nähert. In der Regel wird Ihre Atmung flacher und kürzer, sie scheinen keine Energie mehr zu haben, oft stellen sich Kopfschmerzen ein, da dem Organismus schlichtweg Sauerstoff fehlt. Nun heißt es: Energie zurückholen und entspannen. Dazu nehmen Sie einfach ein paar tiefe Atemzüge und spüren bewusst den

Atem fließen. Sicher können Sie schon nach ein paar tiefen Zügen eine Erleichterung spüren.

2. **Atmen Sie bewusst!** Wie atmen Sie im Moment? Sie machen sich da gar keine Gedanken, es funktioniert ja von allein? Nun, ab jetzt atmen Sie ganz bewusst. Gewöhnen Sie sich an den Rhythmus: Einatmen – kleine Pause – Ausatmen. Diese Dreier-Atmung werden Sie zukünftig immer einhalten und ab und zu ganz bewusst wahrnehmen. Die kleine Pause zwischen Ihren Atemzügen dient dazu, dass sich Ihr Nervensystem einen Moment ausruhen und entspannen kann.

3. **Atmen Sie richtig!** Prinzipiell sollten Sie immer durch die Nase atmen. Nur so wird die Atemluft gefiltert (von kleinen Staub- und sonstigen Fremdkörpern gereinigt), befeuchtet und vorgewärmt. Zudem lässt Sie die Nasenatmung langsamer und gleichmäßiger atmen. Lassen Sie Ihren Atem also fließen, immer durch die Nase.

Die Folgen falscher Atmung

Die gängige Meinung ist ja, dass solange der Mensch nur atmet, er auch genügend Sauerstoff aufnimmt und verarbeitet. Doch dem ist bei weitem nicht so, denn unsere Lebensgewohnheiten, die Umwelt und die allgemeinen Belastungen des Lebens nehmen immer stärker zu und wir Menschen ergeben uns diesen Aspekten immer mehr – zu Lasten unserer Atmung und noch vieler anderer Dinge.

Stress und andere negative Faktoren nehmen rasant zu und unser Atem nimmt rasant ab. Das führt über kurz oder lang zu einem erheblichen Sauerstoffdefizit in unserem Körper und unseren Zellen. Sie können sich nicht mehr so gut regenerieren und im schlimmsten Fall können sie absterben.

Unser Atemstoffwechsel ist an die sogenannten Atmungsenzyme gebunden. Diese Wirkstoffe aktivieren bzw. ionisieren den Sauerstoff. Nur in dieser speziellen ionisierten Form kann er in die Stoffwechselprozesse eingehen und vom Organismus verwertet werden. Diese Atmungsenzyme sind äußerst sensibel und empfindlich und äußere Einflüsse (z. B. Umweltgifte, falsche unzureichende Ernährung, Stress, besondere individuelle Belastungen usw.) können diese Enzyme nachhaltig schädigen.

Als besonders verheerend hat sich das Kohlenoxid erwiesen. Sein Vorkommen nimmt, dank immer größerer Blechlawinen auf unseren Straßen und immer größerer Fabriken, stetig zu und Wissenschaftler haben nun nicht nur nachgewiesen, dass dieses Gas den roten Blutfarbstoff bindet und somit der Sauerstofftransport empfindlich geschädigt ist, sondern auch, dass durch das Kohlenoxid auch das eisenhaltige Atmungsferment nachhaltig geschädigt, im schlimmsten Fall sogar zerstört werden kann. Infolgedessen wird der geregelte Ablauf des Atemstoffwechsels unterbrochen und das Entstehen der sogenannten „Stoffwechselschlacken" wird damit begünstigt.

Diese Unterbrechung des Atemstoffwechsels ist eine zentrale Grundstörung, aus der sich alle weiteren Störungen des Organismus entwickeln. Die erste Stufe sind dann die funktionellen Erkrankungen der Organe und des Systems. Bei längerer Dauer oder höherer Intensität dieser Symptome kann dies zu einer ernsten Stoffwechselerkrankung führen. Besonders ab der zweiten Lebenshälfte sind wir sehr anfällig dafür.

Was können Sie dagegen tun, werden Sie nun vielleicht fragen. Die Lösung ist eigentlich ganz simpel! Gönnen Sie sich jeden Tag Bewegung an der frischen Luft! Zwei Stunden sollten es mindestens sein, suchen Sie sich dafür gerne sonniges Wetter aus. Gehen Sie raus in den Wald oder Park und spazieren Sie locker und entspannt dahin. Aber auch an einem See lässt es sich wunderbar spazieren gehen und dabei die Seele baumeln lassen. Fahren Sie Fahrrad, schwimmen oder rudern Sie. Strahlen Sie dabei innere Ruhe und Entspannung aus und verinnerlichen Sie diesen Zustand auch. Und übrigens: „Schlechtes Wetter" ist keine Entschuldigung, um das tägliche Bewegungsprogramm nicht zu absolvieren, denn „es gibt kein schlechtes Wetter, nur schlechte Kleidung". Ziehen Sie sich also bei Regen wasserdichte Kleidung an und gehen Sie trotzdem in den Wald und nehmen Sie den anderen Duft des Waldes wahr, während Regen niedergeht.

Asthma und COPD

Ich kann mich sehr gut an meine Jugendzeit erinnern. Etwa im Alter von 15 Jahren bekam ich Asthma. Da mein Vater schon viele Jahre an der Lungenkrankheit litt, verblüffte diese Diagnose niemanden in meiner Familie großartig. Ich kenne also das Gefühl ganz genau, wenn mit jedem Atemzug immer weniger Luft in die Lungen zu gelangen scheint. Die Panik, die sich dann einstellt, wenn man verzweifelt versucht, durch noch tieferes Einatmen oder durch Husten die Luft wieder strömen zu lassen. Mein erster Asthmaanfall war mitten in der Nacht. Das ganze Haus schlief schon und ich dachte in diesem Moment wirklich, dass ich diese Nacht nicht überleben würde. Zuerst wusste ich ja auch gar nicht, warum ich keine Luft mehr bekam. Ich war völlig panisch und wusste mir einfach nicht zu helfen. Ich erinnerte mich dann, dass der Inhalator meines Vaters (wir nannten ihn immer seinen „Flieger", da er ein Geräusch machte, das sich wie ein Helikopter anhörte, wenn mein Vater inhalierte) auf dem Tisch in der Küche lag. Das war der letzte Strohhalm, an den ich mich noch klammern konnte. Also schlich ich mit letztem Atem in die Küche, lud das Ding und inhalierte, so tief ich es noch konnte. Das Erstaunliche: Schon nach sehr kurzer Zeit spürte ich, wie mein Rachen und meine Lungen sich wieder zu weiten schienen, die Luft strömte wieder meinen Hals hinab. Was für ein herrliches befreiendes Gefühl!

Am nächsten Morgen erzählte ich natürlich meinen Eltern von meinem Erlebnis in der Nacht und schon ein paar Tage später saß ich beim Lungenfacharzt und machte einen Lungenfunktionstest. Natürlich, wie nicht anders zu erwarten, mit der Diagnose Asthma bronchiale. Na super!

Ich bekam dann meinen eigenen „Flieger" und musste ihn täglich benutzen. Seltsam war dann nur, dass nach etwa 2 Jahren das Asthma wieder verschwand – gerade so, als hätte ich nie darunter gelitten. Seither hatte ich keine Probleme mehr mit Asthma, meinen Lungen geht es, trotz Rauchens, sehr gut.

2017 ist dann meine Mutter überraschend gestorben und sie litt nicht nur an COPD (sie war auch sehr starke Raucherin), sie hatte außerdem noch ein Lungenemphysem. Beides Erkrankungen, denen eine „Vererbung" nachgesagt wird. Darüber mache ich mir aber keine Gedanken, denn wie gesagt: Es geht mir gut, ich spüre keine Beeinträchtigungen.

Asthma ist eine chronische Entzündung der Atemwege in den Lungen (das sind die Bronchien). Meist verläuft Asthma chronisch (bei mir nahm der Arzt an, dass es psychosomatischen Ursprungs war), das heißt, einmal ausgebrochen, muss man sich ein Leben lang damit plagen. Besonders die unteren Atemwege reagieren meist schon auf kleinste Reizungen sehr sensibel, die Bronchien reagieren und schwellen stark an. Das verengt in der Folge die Atemwege, was zu starkem Husten, Atemnot, Beklemmungsgefühlen in der Brust und in manchen Fällen auch zu Auswurf führen kann.

Schätzungsweise rund vier Millionen Menschen leiden in Deutschland an Asthma. Besonders Kinder sind davon betroffen, bei ihnen ist Asthma die häufigste chronische Krankheit überhaupt. Inwieweit die Krankheit diese Menschen dann im Erwachsenenalter leiden lässt, steht im Zusammenhang damit, wie schwer sie verlaufen ist. Viele Kinder haben jedoch als Erwachsene keine Probleme mehr mit Asthma, allerdings kann zeitlebens von einer Beeinträchtigung der Bronchien berichtet werden.

Bei uns in Deutschland weit weniger bekannt ist dagegen die COPD (Chronic Obstructive Pulmonary Disease), die chronisch obstruktive Lungenkrankheit oder auch Raucherkrankheit. Die Symptome ähneln dabei denen des Asthmas: vermehrte Schleimproduktion, Husten und Atemnot. Auch hier fällt es den Erkrankten schwer, genügend Sauerstoff in ihre Lungen zu bekommen. Besonders morgens befällt die Betroffenen ein schwerer Husten, bei dem sie versuchen, den angesammelten Schleim hervorzubringen. COPD tritt meist nur bei Erwachsenen auf, etwa ab dem Erreichen des 40. Lebensjahres.

Der Auslöser der Krankheit ist in neun von zehn Fällen Rauchen, deswegen wird diese Erkrankung auch gerne die „Raucherkrankheit" genannt. Das permanente Einatmen der Schadstoffe sorgt dafür, dass die Bronchien ständig entzündet und dadurch chronisch verengt sind. Dies führt dann dazu, dass die Patienten immer weniger Luft bekommen und unter Atemnot leiden.

Mit jeder einzelnen gerauchten Zigarette steigt das Risiko, an COPD zu erkranken und meist ist sie das Resultat einer langen Raucherkarriere. Zu Beginn der Erkrankung fällt den Betroffenen meist nur auf, dass sich die Symptome nur unter Belastung zeigen. Das ändert sich dann mit dem Fortschreiten der Krankheit und ab einem bestimmten Punkt ist die Atemnot dann allgegenwärtig und ständig vorhanden. Ich kann mich da noch sehr gut an meine Mutter erinnern. Zuerst verspürte sie etwa beim Treppensteigen Atemnot oder wenn sie eine Steigung hinauf musste. Später dann strengte sie alles an, auch das „normale" Gehen brachte sie schon in starke Atemnot.

Selbst für langjährige Mediziner ist der Unterschied zwischen Asthma und COPD oft nicht gleich auf den ersten Blick zu erkennen, doch meist ist Asthma von pfeifenden, zischenden oder brummenden Tönen während des Atmens begleitet. In einem Gespräch mit dem Mediziner kann dann schnell die Frage nach dem Tabakkonsum aufkommen, was dann schließlich die Diagnose erhärtet.

Die Behandlung der beiden Krankheiten verläuft gänzlich unterschiedlich. Beiden gleich ist jedoch, dass die Therapie auf jeden Patienten individuell abgestimmt wird. Bei einem Patienten mit Asthma wird der Mediziner auf eine Kombinationsbehandlung aus bronchienerweiternden entzündungshemmenden Medikamenten setzen, um einen Anfall schnell zu mindern. In vielen Fällen ist Asthma auch noch an eine Allergie geknüpft, was es erfordert, dass der Patient das Allergen dauerhaft meidet.

Auch COPD wird in der Regel medikamentös behandelt. Auch hier kommen bronchienerweiternde Mittel zum Einsatz, zusätzlich wird die Stärkung der körperlichen Konstitution empfohlen sowie der Tabakkonsum strengstens untersagt.

Beide Krankheiten können nicht völlig geheilt werden, es kann lediglich eine Linderung erreicht werden.

Dass die beiden Krankheiten nicht nur leichte Erkrankungen sind, das macht der Fakt deutlich, dass seit 2009 ein Kompetenznetz zu Asthma und COPD gegründet wird. Auf den Weg gebracht hat dies das Bundesministerium für Bildung und Forschung (BMBF). Das Kompetenznetz wurde dabei für die ersten drei Jahre mit etwa 6,4 Millionen Euro gefördert. Es sind jedoch schon bis ins Jahr 2021 drei weitere Förderphasen geplant. Kernforschung ist hier, die bildgebende Lungendiagnostik in der klinischen Praxis voranzutreiben.

Richtig atmen bei Asthma, COPD und Atemnot

Der bescheuertste Satz, den ich während meiner Asthma-Erkrankung gehört habe, war: „Atme doch ein paar Mal tief durch, dann wird es schon wieder gehen". Bestimmt ein gut gemeinter Rat, doch in dieser Situation, in der ich dachte, ich würde gerade ersticken, ziemlich blöd. Und glauben Sie mir: In diesem Moment sind die Betroffenen so sehr damit beschäftigt, eben nicht ersticken zu müssen, dass in den Gedanken gar nichts anderes mehr Platz hat.

Damit im Ernstfall eine Atemtechnik erfolgreich angewendet werden kann, muss sie vorher oft und viel trainiert werden. Sie muss sozusagen automatisch ablaufen und damit sie das kann, muss sie tief in unserem Unterbewusstsein verankert sein. Gerade für Betroffene von Lungenkrankheiten gibt es besondere Kurse (oftmals von der ortsansässigen Krankenkasse angeboten), in denen das richtige Atmen gelehrt wird und auch diverse Entspannungstechniken vermittelt werden, die den Patienten für die Dauer, bis das Medikament wirkt, beruhigen sollen. Gerne können Sie sich auch im Internet nach Atemtherapiegruppen in Ihrer Umgebung umsehen. Oder Ihr Arzt verordnet Ihnen eine Atemtherapie als Einzeltherapie.

Sicher werden Sie bei diesen Therapien zwei unerlässliche Techniken erlernen, die Sie in einer Notsituation anwenden können. Die erste Technik ist die Lippenbremse (die genaue Anleitung finden Sie weiter oben bei den Atemübungen) und die zweite ist der sogenannte „Kutschersitz" sowie andere atemerleichternde Körperhaltungen.

Diese Körperhaltungen nehmen das Gewicht von Armen und Schultern, auch der Bauch ist frei. Dadurch kann mit der Zwerch- und Bauchfellatmung geatmet werden und somit werden die unteren Lungenbereiche besser mit Sauerstoff versorgt.

Für den Kutschersitz setzen Sie sich ganz vorn an eine Stuhlkante. Ihre Knie sind gespreizt, die Handflächen und Ellenbogen liegen auf ihnen auf, leicht gebeugt. Der Rücken sollte gerade sein, der Bauch entspannt.

Beim Fersensitz sitzen Sie auf Ihren Unterschenkeln, die Handflächen liegen auf den Oberschenkeln, die Arme sind leicht gebeugt. Der Rücken sollte auch hier gerade und der Bauch entspannt sein.

Sie können sich auch auf ein Treppengeländer stützen. Dazu beugen Sie Ihren Oberkörper mit gestreckten Armen, geradem Rücken und entspanntem Bauch über ein Treppengeländer.

Auch können Sie die folgenden erleichternden Körperhaltungen einnehmen: die Arme hinter dem Kopf verschränken, Tischstütze, Stuhlstütze oder auch Torwartstellung.

Richtig atmen – Zusammenfassung

Nichts ist natürlicher als atmen. Und nichts ist wichtiger als atmen. Auf Nahrung oder Wasser können wir verzichten. Würden wir aufs Atmen verzichten, dann würden wir das nicht sehr lange tun. Atmen ist das einzige, was wir nicht bewusst in Gang setzen müssen, es ist ab unserer Geburt selbstverständlich für uns. Da wird auch der größte Knackpunkt liegen, denn ich denke, das ist genau der Grund, warum sich so wenige mit ihrer Atmung beschäftigen. „Das geht doch eh automatisch", werden diejenigen sagen und ihre Atmung einfach „machen lassen".

So verwundert es auch nicht weiter, dass rund 80 % aller Menschen die falsche Atemtechnik haben. Zumeist atmen diese Menschen nur in die Brust, was zur Folge hat, dass der Körper nicht genügend Sauerstoff zur Verfügung hat – der Atem wird zu schnell und nicht gleichmäßig. Dies beeinträchtigt die körperliche und die psychische Gesundheit ganz erheblich.

Auch verfallen viele dazu, bei körperlicher Anstrengung durch den Mund zu atmen. Das birgt die Gefahr, dass Fremdkörper in die Lungen eindringen und sie schädigen können. Nur bei der richtigen Atmung durch die Nase wird die Luft gereinigt, vorgewärmt und angefeuchtet.

Von der Qualität der geatmeten Luft und von Ihrer dabei verwendeten Atemtechnik hängt sowohl Ihre geistige als auch Ihre körperliche Gesundheit ab.

Wie atmen Sie im Moment? Welche Technik benutzen Sie dabei? Kontrollieren Sie sich doch einmal selbst. Legen Sie Ihre Hand auf den Bauch und atmen Sie, so wie Sie das immer tun. Was merken Sie? Atmen Sie zu langsam oder zu schnell? Ruhig oder eher unruhig? Atmen Sie tief in den Bauch oder nur oberflächlich in die Brust? Ist Ihre Atemfrequenz ruhig oder unruhig?

Die richtige Atemtechnik hält so viel Positives für uns bereit! Dazu gehören unter anderem:

- verbesserte Konzentration
- verbesserte Herz-Kreislauf-Tätigkeit
- verbesserte körperliche Kraft und Energie
- verbesserter Schlaf
- verbesserte Libido und Potenz
- verbesserter emotionaler Zustand und eine belastbarere Psyche

Dies sind nur ein paar der positiven Effekte, die eine richtige Atmung auf unseren Köper hat. Probieren Sie die Atemübungen aus den Kapiteln zuvor aus und vielleicht erfahren Sie mehr positive Aspekte einer richtigen Atmung.

Unsere Atemfrequenz steigt bei erhöhter körperlicher Belastung (etwa bei Leistungssport oder anderen schnellen Bewegungen), bei Stress und auch bei Angst und Sorgen. Im Umkehrschluss heißt das, dass unser Körper in diesen Momenten noch mehr Sauerstoff benötigt. Atmen Sie aber ausschließlich in die Brust, versorgen Sie Ihren Körper nicht mit genügend frischer sauerstoffreicher Luft und Ihre Atemfrequenz wird sich automatisch erhöhen.

Im Yoga geht man davon aus, dass die Atmung und die Atemfrequenz in direktem Zusammenhang mit der Gesundheit und der Lebenserwartung stehen. So erhöhe sich die Lebensenergie, wenn wir unsere Atemfrequenz senken. Genauso senkt sich die Lebensenergie, sobald wir die Atemfrequenz erhöhen. Ein schönes Beispiel zur Veranschaulichung ist der Vergleich zwischen Maus und Elefant (alternativ auch mit einer Schildkröte). Die großen Tiere haben eine niedrige Atemfrequenz, die Maus eine sehr hohe. Geht man davon aus, dass ein Elefant eine Lebenserwartung von etwa 70 Jahre hat, eine Galapagos Schildkröte etwa 150 bis 200 Jahre alt werden kann und eine Maus lediglich ca. 2 Jahre, dann wird deutlich, was die Yogis damit meinen.

Das „perfekte Atmen", wie sieht das Ihrer Meinung nach aus? Haben Sie sich das schon einmal überlegt? Vermutlich sagen Sie nun „einatmen und ausatmen". Wenn Sie bis hierher aufmerksam gelesen haben, dann wissen Sie, dass da noch mehr dazugehört. Folgender Ablauf sollte Ihre Atmung bestimmen:

1. **Das Einatmen:** Dazu lassen Sie den Atem einfach in sich hineinfließen, ganz natürlich, ohne Druck. Atmen Sie dabei ganz tief in Ihren Bauch und fluten Sie dann mit der Luft nach und nach Ihren Körper nach oben. Dabei benutzen Sie Ihr Zwerchfell, welches fast zwei Drittel der Luft in den Körper befördert. Nun versuchen Sie, Ihren Körper mit der Brust bis nach oben mit Luft zu füllen.

2. **Luft anhalten:** Hier verschaffen Sie sich einen Moment des Innehaltens. So kann der Sauerstoff vom Organismus perfekt aufgenommen werden. Dieses kurze Anhalten wird Ihrem Körper sofort den Energie-Boost verschaffen.

3. **Das Ausatmen:** Dies kehrt den Prozess des Einatmens wieder komplett um. Sie fangen an, zuerst aus der Brust auszuatmen, dann gehen Sie zum Bauch über. Den Bauch entleeren Sie, indem Sie dafür Ihr Zwerchfell benutzen. Ziehen Sie Ihren Bauch mit dessen Hilfe ein.

Diese Drei-Schritte-Atmung wird im ersten Moment für Sie noch recht ungewohnt sein. Trainieren Sie diese Atmung und schon sehr bald müssen Sie gar nicht mehr darüber nachdenken. Es wird sich ein automatischer Atemrhythmus daraus entwickeln.

Wenn Sie diese Art der Atmung ständig anwenden, werden Sie schon bald merken, wie Stress, Ärger und Anspannung von Ihnen abfallen. Auf dieser Atemtechnik können Sie alle anderen Techniken aufbauen.

Die Atemtherapie

In Deutschland bräuchten eigentlich viele eine Atemtherapie. Dabei gibt es hier einen großen Unterschied, denn die ärztlich verordnete Atemtherapie ist, wie gesagt, von einem Mediziner rezeptiert und wird von einem darin geschulten Physiotherapeuten durchgeführt. Sie ist vor allem für Menschen gedacht, die an einer Störung der Lungenfunktion oder des Stimmapparates leiden.

Daneben gibt es dann noch die Therapie mit dem Atmen. Dies ist meist ein psychotherapeutischer Prozess, das Atemtraining soll psychosomatische Erkrankungen (Depressionen, Antrieblosigkeit, Schlafprobleme oder Burn-out) lindern und der Mensch soll mit diesen Übungen ganzheitlich erreicht werden. Mit einer Atemtherapie sollen dabei mehrere Dinge erreicht werden:

- Erleichterung der Behandlung von chronischen Atembeschwerden (Asthma, COPD)

- Aktivierung und Kräftigung der Zwerchfellatmung

- Korrektur einer falschen Atmung und so dem Körper wieder mehr Sauerstoff zur Verfügung zu stellen

- Rehabilitation nach einer Operation im Brust- oder Lungenbereich

- richtiges Atmen üben während des Geburtsvorgangs

Das sind nur einige Eisatzmöglichkeiten einer Atemtherapie. Grundsätzlich ist es für jeden förderlich, wenn er sich mit der richtigen Atmung beschäftigt und sie auch trainiert.

Eine gute Atemtherapie bringt sehr viele Vorteile mit sich. Dazu zählen etwa:

- Steigerung des Befindens
- Verbesserung der Leistungsfähigkeit
- Lösung von Verspannungen in der Muskulatur
- Schaffung neuer Energie
- Rückgang von Müdigkeit und Erschöpfung
- verbesserte Durchblutung

- angeregte Verdauung
- mehr Vitalität
- mehr Lebensfreude
- Verbesserung der Konzentration
- das vegetative Nervensystem gelangt wieder in Balance

Die Atemtherapie gewinnt in der Medizin immer mehr an Bedeutung. Sie wirkt nicht nur beruhigend und entspannend auf uns, sie hat sogar eine heilende Wirkung, da sie unseren gesamten Organismus mit mehr Sauerstoff versorgt und somit die Regeneration unserer sämtlichen Zellen anregt.

Das Zehn-Säulen-Programm für eine bessere Atmung

Dieses Programm soll dem Betroffenen einer Atemstörung die Wichtigkeit der Atemtherapie vermitteln. Entwickelt wurde dieses Zehn-Säulen-Programm von der Physiotherapeutin Helen Saemann. Sie praktiziert am Kantonsspital von Baselland in Liestal. Dabei möchte die engagierte Therapeutin den optimalen pulmonalen Zustand ihrer Patienten herausfinden und so lange wie möglich mit einer passend auf den Patienten zugeschnittenen Atemtherapie und medikamentöser Begleitbehandlung erhalten.

Um das Leben ihrer Patienten lebenswert zu verlängern, hat sich die Physiotherapeutin zur Entwicklung ihres Zehn-Säulen-Programms entschieden. Unter anderem bietet die erfolgreiche Atemtherapie den Befund, Informationen, Entspannungstechniken, Atemübungen, Sekretmobilisation, Atemnotmanagement, Brustkorbmobilisation, Diffusion (Verschmelzung, Durchdringung), Perfusion (Versorgung, Durchblutung), Selbstmanagement, Dehnung, Koordination sowie Kraft- und Ausdauertraining.

Dieses Kombiprogramm hat sich in der täglichen Praxis sehr bewährt, und folgende Erkrankungen können damit behandelt werden:

- chronische Bronchitis
- Lungenentzündung
- Lungenfibrose
- COPD
- Asthma bronchiale
- überstandene Lungenoperation

Grundsätzlich erhält jeder Patient einen kompletten Einblick in das komplexe Programm und dann wird im Nachgang entschieden, auf welchen Bereichen der Fokus gelegt werden soll. So entsteht bei jedem Patienten ein sehr individuelles Therapie- und Trainingsprogramm. Je nach Schwere der Krankheit, Diagnose und dem derzeitigen Befund stehen unterschiedliche Bereiche im Fokus.

Dieses Vorgehen hilft nicht nur dem Patienten, das Programm besser zu verstehen, es ist auch noch eine gedankliche Stütze für den Therapeuten. Doch wer nun denkt, dass sich im Zehn-Säulen-Programm alles nur ums Atmen dreht, der irrt, denn hier geht es noch um viel mehr. Es werden neben der Atmung auch noch der Zustand der körperlichen Belastbarkeit, die Körperhaltung, die Form des Brustkorbs und die Fähigkeit des Patienten, sich zu entspannen, mit in das Konzept einbezogen. Da sich die veränderte verspannte Haltung negativ auf Skelett und Muskulatur auswirkt, können oft sehr schmerzhafte Zustände daraus resultieren.

Diese Schmerzen, zusammen mit Atemnot und dem Verlust der Kondition, können die Betroffenen doch sehr weit einschränken und unter Umständen die Lebensqualität erheblich mindern. Eine daraus entstehende Depression ist nicht selten.

Das sind die einzelnen Säulen und ihre Aufgaben:

- **Säule 1:** Informationen und Befund ist das zentrale Element des Programms. Erst wenn der Befund vorliegt und die Krankheit genau daraus hervorgeht, ist der Beginn der Therapie möglich. Der Patient wird anhand des Befunds aufgeklärt und informiert, wie ihm das Zehn-Säulen-Programm helfen kann. Zudem wird in kleinen Gesprächen auf schädigende Verhaltensweisen (etwa Rauchen) hingewiesen und der Patient wird zu diesem Thema an kompetente Berater verwiesen.
  In Zusammenarbeit mit dem Patienten wird dann das jeweilige Tagesziel besprochen. Das können ganz kleine Schritte sein, etwa ohne Atemnot wieder Treppen zu steigen. Diese individuellen Tagesziele kann der Patient sich im Säulendach seines Programms notieren und hat so jeden Tag den Überblick, was sich schon verbessert hat und was er schon erreicht hat.

- **Säulen 2, 4, 6:** Bei diesen Säulen geht es um verschiedene Atemtechniken, Atemmanagement und Diffusion bzw. Perfusion. Diese drei Säulen sind für die meisten Patienten sehr verständlich, sie sehen den Sinn darin. Folglich müssen sie auch nicht extra dazu ermuntert werden.

Die zweite Säule, die Atemtechniken, befasst sich mit diversen Atemübungen und sie ist eng mit der Säule fünf, Sekretmobilisation, verknüpft.

Die vierte Säule, die Entspannungstechniken, soll dem Patienten die richtige Haltung (etwa den Kutschersitz), allgemeine Entspannungsübungen und die Tiefenatmung mit einer verengten Ausatmung (mittels Lippenbremse oder Strohhalm) nahebringen.

Benutzt der Patient bereits einen Inhalator, wird ihm hier auch der richtige Umgang damit in einer Atemnotsituation beigebracht. Oftmals entsteht bei den Patienten eine regelrechte Panik, während sie darauf warten, dass das Notfallspray wirkt. In den fünf bis sieben Minuten, die das Spray einfach zur Wirksamkeit benötigt, soll der Patient so ruhig und entspannt wie nur möglich bleiben. Dieses Wissen wird ihm bei Säule drei vermittelt.

Säule sechs, Diffusion und Perfusion, beschäftigt sich hauptsächlich mit Lagerung und Umlagerung. Die Lagerung hat einen zentralen Einfluss darauf, wie gut oder schlecht ein entsprechender Lungenteil durchblutet und belüftet ist. Die entspannte Körperhaltung ist in jeder neuen Therapiestunde das Ziel und darauf arbeiten die engagierten Therapeuten mit aller Kraft hin.

- **Säule 3:** Sehr wichtig, meist in der Praxis jedoch aus Zeitmangel oder Unkenntnis völlig vernachlässigt. Gerade für Betroffene von Lungenerkrankungen ist diese Säule aber sehr wichtig. Hier lernt der Betroffene, sich in jeder Situation zu entspannen und kann darauf aufbauende Atemtechniken erlernen. Auch soll der Patient eine verbesserte Wahrnehmung entwickeln.

  Bei der dritten Säule werden sowohl passive Atemtechniken (etwa die Atemmeditation), angepasste Yoga-Übungen, die reflektorische Atemtherapie (kurz: RAT) und Übungen aus dem Qigong vermittelt.

- **Säule 5:** Sekretmobilisation, das hört sich auf den ersten Blick vielleicht etwas komisch an, ist aber sehr wichtig. Bei dieser Säule befinden sich die Parameter in ständiger Veränderung, da die medikamentöse Behandlung ständig angepasst und modifiziert wird. Bei vielen Lungenerkrankungen steht und fällt der Erfolg einer Therapie mit der passenden

Inhalationstechnik und ihrer richtigen Anwendung. Je nach Krankheit reicht einfach die Lungenkapazität nicht mehr aus, um den Wirkstoff dorthin zu bekommen, wo er wirken soll – in die Lungen. In diesen Fälle muss der Therapeut in engem Kontakt mit dem behandelnden Mediziner stehen, damit Änderungen (etwa die feuchte Inhalation des Wirkstoffs) schnell und effektiv herbeigeführt werden können.
Sehr wichtig bei Säule fünf ist das Erlernen spezieller Atemtechniken, wie etwa die autogene Drainage. Mit dieser Methode kann der Betroffene das Sekret in den Bronchien lösen, sammeln und schließlich abhusten. Die Kombination mit aktiven oszillierenden Therapien (Flutter oder RC Cornet etwa) intensiviert die Ergebnisse weiterhin. Dazu begibt sich der Patient in eine therapeutische Haltung und kombiniert im Wechsel etwa eine oszillierende Therapie mit einer Inhalation. Der Therapeut kann dann während der Inhalation mit entsprechenden Dehnübungen den Effekt weiter verstärken. Kommt der Patient zur Atempause, dann wird die Dehnung wieder gelöst. Danach atmet der Betroffene in ein oszillierendes Gerät wieder aus und auf diese Weise erfahren die Lungen eine maximale Belüftung, Durchblutung und die Sekretmobilisierung wird gefördert.

- **Säule 7:** Um Schmerzen zu lindern, Triggerpunkte und Faszien zu behandeln und die Beweglichkeit wieder zu erlauben, ist die Brustkorbmobilisation essenziell. Durch die verspannte Haltung werden Muskulatur und Skelettsystem extrem beansprucht und starke Schmerzen, bis hin zur Unfähigkeit, den Alltag zu meistern, sind die Folge. Diese verspannten Systeme erlauben es dem Patienten nicht, ausreichend Atem zu schöpfen, das Lungenvolumen kann nicht vergrößert werden.

- **Säulen 8, 9:** Dehnung, Koordination, Kraft- und Ausdauertraining sind besonders für die älteren Betroffenen sehr wichtig, da hiermit oft fatale Stürze verhindert werden können. Nichts wäre für Patienten mit einer Lungenerkrankung schlimmer, als sich beispielsweise noch die Rippen zu brechen oder eine Brustkorbverletzung zu riskieren. Die Weichteile und ihre Fähigkeiten, sich zu dehnen, sind auch ein wichtiger Aspekt und sollten vom Therapeuten in die Arbeit mit einbezogen werden.
Die Säule neun, Kraft- und Ausdauertraining, ist schließlich zentraler Bestandteil der Atemtherapie. Um den weiteren Schwund der Kondition zu

verhindern, ist ein individuell zugeschnittenes Sportprogramm vonnöten. Es beinhaltet Kraft- und Ausdauereinheiten und sollte 2 bis 3 Mal in der Woche eingeplant werden.
Bei der Raucherkrankheit COPD hat sich das bereits mehrfach bewährt. Auch bei der Mukoviszidose ist die sportliche Aktivität als lebensnotwendig zu betrachten.

- **Säule 10:** Betroffene von Atemerkrankungen ziehen sich oft sehr stark von der Außenwelt zurück. Sie haben Angst, dass sie bestimmte Dinge einfach nicht mehr schaffen und sie unter der Atemnot vielleicht sogar das Bewusstsein verlieren. Es ist jedoch sehr wichtig, dass diese Menschen auch in der Zeit, in der sie sich nicht aktiv in der Atemtherapie befinden, eine gewisse Aktivität an den Tag legen.
Hier ist ein guter Therapeut gefragt, der den Patienten immer wieder aufs Neue motivieren kann, ihn führt, zu Schulungen und Gruppenveranstaltungen anhält und ihm Hilfe zur Selbsthilfe nahebringt. Beim Zehn-Säulen-Programm wird für jeden Patienten ein individuelles Heimprogramm erarbeitet und das soll ihm eine Hilfe sein, auch im häuslichen Umfeld an seinen Zielen festzuhalten.
Auch lernt der Patient bei der zehnten Säule, wie er sich immer wieder erneut selbst motivieren kann. Gerade durch die dauerhafte Einschränkung der Lebensqualität, die eine chronische Atemerkrankung darstellt, kann der Patient leicht in eine depressive Verstimmung geraten und es ist angeraten, so schnell wie möglich gegen diese psychische Störung vorzugehen. Oftmals werden die Betroffenen einer Atemerkrankung völlig aus dem Leben gerissen, können geliebte Hobbys von heute auf morgen nichtmehr ausüben und fallen in ein tiefes Loch. Nicht einmal die täglichen Verrichtungen sind für viele Patienten ohne Hilfe möglich und so muss eine gute Atemtherapie mehr bieten als pures Erlernen diverser Atemtechniken.
Hier braucht es ein kompetentes Team aus Ärzten, Therapeuten und Ernährungsberatern, denn eine Atemerkrankung ist ein Befund, der eine ganzheitliche Therapie benötigt.

Die Kraft des richtigen Atmens

Atmen ist das erste, was wir tun, wenn wir geboren werden. Und es ist das letzte, was wir tun, wenn wir sterben. Dazwischen begleitet es uns jeden Tag, jede Stunde, jede Minute und jede Sekunde in unserem Leben. Die richtige Atmung schenkt uns nicht nur mehr Sauerstoff, sie sorgt außerdem für mehr Gesundheit, Gelassenheit und Wohlbefinden.

Meist machen wir uns aber um unsere Atmung überhaupt keine Gedanken, weil ja alles funktioniert. Erst wenn wir von einer Störung der Atmung betroffen sind, erlangt das Atmen unsere Aufmerksamkeit.

Der größte Feind einer richtigen Atmung ist Stress. Unter der Einwirkung von Stress wird unser Atem meist flach, unruhig und unregelmäßig. Auch atmen wir dann meist in die Brust, anstatt tief in den Bauch. Diese oberflächliche Atmung hat direkte Auswirkungen auf unseren Herzschlag, den Blutdruck und das vegetative Nervensystem. Um den Herzschlag wieder zu normalisieren und in stressbedingten Situationen ruhig und gelassen zu bleiben, reicht es in der Regel meist schon aus, mit der richtigen Atemtechnik und -frequenz bewusst zu atmen.

Besonders Meditation oder Yoga können sehr hilfreich sein, wenn das Atmen „neu gelernt" werden soll. Bei diesen Techniken steht die Atmung im Zentrum des Fokus und mit der richtigen Atemtechnik, in Kombination mit der Entspannung, sind ganz neue Zustände des Wohlbefindens möglich.

Hier wird der Mensch wieder zu mehr Achtsamkeit geführt und durch die Konzentration auf die bewusste Atmung kommen auch die ungeliebtesten Gedanken zur Ruhe und man befindet sich wieder im Hier und Jetzt. Zudem ist mit Meditation und Yoga der Zugang zum innersten Selbst wieder möglich und das schafft eine besondere Art der Entspannung.

Bewusstes Atmen – der spirituelle Aspekt

Wir atmen, weil wir sind. Wir sind, weil wir atmen oder kurz gesagt: Atem ist Leben. Bereits frühere Kulturen und Völker habe den unmittelbaren Zusammenhang von Atem und Gesundheit gekannt und das Atmen gezielt eingesetzt, um seelische oder körperliche Befindlichkeitsstörungen zu heilen. In vielen Therapieformen und Meditationstechniken ist das Atmen der zentrale Grundsatz. In den Lehren der fernöstlichen Religionen wird dem Atmen eine sehr viel größere Bedeutung zugemessen als bei den westlichen Kulturen.
Die Atmung in spiritueller Sicht:

- Der Atem ist der Träger von Lebensenergie (Prana genannt). Indem wir atmen, verbinden wir uns mit dem Puls des Lebens. Dabei spiegelt unsere Art zu atmen unsere Einstellung und Gedanken zum Leben wider. Indem wir diese Art der Atmung nun verändern, verändern wir unser ganzes Leben (Atmen ist Leben).

- Mit unserem Atmen können wir unsere Gefühle verändern und beeinflussen. Viele Arten der Fehlatmung resultieren in unterdrückten Emotionen und nicht verarbeiteten belastenden Situationen.

- Das zweitgrößte Kontaktorgan sind die Lungen (das größte ist unsere Haut). Je effektiver wir atmen, desto gesünder und vitaler erhalten wir dabei unsere Zellen und steigern damit unser Wohlbefinden.

Atmen verbindet Körper und Geist, schlägt eine Brücke und bringt uns dem Rhythmus des Lebens wieder näher. Durch den Wechsel von Anspannung und Entspannung (Einatmen, Ausatmen) erfahren wir tief in uns die Polarität des Alltags, etwa den Wechsel zwischen Tag und Nacht. Das Einatmen versetzt uns in eine gewisse Anspannung, sodass wir handeln können, das Ausatmen stellt die nötige Entspannung nach einer Handlung dar.

Besonders im Yoga kommt der Atmung eine sehr große Bedeutung zu. Ein erfahrener Yogi atmet immer sehr kontrolliert und tief. Er ist jederzeit in der Lage, seinen Atem zu regulieren und zu steuern. Und das kommt nicht von ungefähr, denn die Philosophie im Yoga besagt, dass jedem Menschen eine bestimmte Anzahl an Atemzügen zur Verfügung gestellt wird. Sind diese aufgebraucht, dann ist das „Leben aufgebraucht", der Mensch macht den letzten Atemzug. So verwundert es also nicht, dass ein Yogi immer sehr ruhig, gleichmäßig und tief atmet.

Fast könnte der Gedanke aufkommen, dass es sich dabei um mehr handelt, als pures „Luftholen". Das Einatmen kann in spiritueller Hinsicht als „Hinnehmen", das Ausatmen als „Hergeben" angesehen werden. Somit wird deutlich, dass auch auf der emotionalen, der geistigen Ebene etwas mit uns passiert, wenn wir atmen. Bei belastenden psychischen Situationen ist also ein Zusammenhang mit der Atmung vorhanden und wir können mit bewusstem Atmen unseren geistigen Zustand und unsere innere Balance wiederherstellen. So können Sie bei den vorher beschriebenen Atemübungen solche finden, die

Prozesse aktivieren (diese Übungen nennt man auch „upper") und dann die anderen, die alles eher beruhigen (die sogenannten „downer").

Beeindruckend ist auch, dass fast alle alten Sprachen für den Atem und die Seele / den Geist das gleiche Wort benutzen. So steht die Bezeichnung „Odem" sowohl für den Atem als auch für die Seele und den Geist. Ähnlich verhält es sich mit dem lateinischen Wort „spirare" = atmen. „Spiritus" = Geist, Seele.

Bereits in der Bibel, am Anfang der Menschheitsgeschichte, wird der „Odem" erwähnt (nämlich dann, als Gott den ersten Menschen aus einem Lehmklumpen formte und ihm „seinen göttlichen Odem einhauchte" und er so zum Menschen wurde). Gott gab dem Menschen also seinen Atem, seine Seele und seinen Geist.

Aber nicht nur in den christlichen Religionen weiß man von der tiefen Verbindung von Atem und Geist. Schon vorher hatten andere Kultur- und Religionsgemeinschaften diesen Umstand bereits erkannt und so gibt es für jede Religion eine eigene Definition für den Atem.

Im Yoga ist der Atem eng mit der Lebenskraft verbunden, sie wird dort „Prana" genannt. „Qi" nennt sich dieser Sitz der Lebenskraft in China und in Indien bezeichnet „Atman" das eigene individuelle Selbst, das unauslöschbare Wesen des Geistes – gerne auch mit „Seele" übersetzt.

Atmen verbindet uns und unseren Geist mit etwas höherem, nicht greifbaren, doch allumfassenden – mit der Lebensenergie des Universums. Über die Atmung können wir mit der feinstofflichen Ebene in Kontakt gelangen, jenseits der physischen Manifestation. Indem wir es annehmen (Einatmen), uns ihm öffnen, es einfach durch uns fließen lassen, erlauben wir uns, Erfahrungen damit zu machen und so über unsere bloße Existenz hinaus im Einklang zu sein – im Einklang mit dem Universum.

Der Atem verbindet uns auch mit allen anderen Menschen (auch mit denen, die wir vielleicht nicht so gerne mögen), denn wenn Sie sich bewusst werden, dass wir alle die gleiche Luft atmen, dann stimmen Sie mir in diesem Punkt sicher zu. Alle Menschen, egal welche Religion, Nationalität, ethnische Zugehörigkeit, egal ob groß, klein, dick, dünn, intelligent oder dumm ... wir alle Leben auf einer Erde mit einer Atmosphäre und einem Luft-Sauerstoff-Gemisch. Dieses ist überall dasselbe und das vereint uns Menschen.

Atmen ist die reinste Form der Kontaktaufnahme. Wenn wir atmen, treten wir in Kontakt mit uns selbst, mit anderen Menschen, Lebewesen, mit der Natur.

Schade nur, dass manche diesen Umstand nicht zu kennen scheinen, denn durch ihre falsche Art zu atmen rauben sie sich eine ganz andere Sicht auf die Welt und sich selbst. Indem diese Leute ihre Atmung einschränken, schränken sie ihre Lebensenergie und -qualität ein. Oftmals tun sie das aber nicht einmal bewusst, denn es kann ein unterdrücktes Gefühl aus einem falschen Glaubenssatz heraus die falsche Atmung ausgelöst haben. Vielleicht wurde die Person in der Kindheit häufiger von den Eltern dazu aufgefordert, in der Öffentlichkeit nicht zu weinen. Ich kann mich noch daran erinnern, das muss wohl so in den späten 70ern / frühen 80ern gewesen sein, da galt es einfach nicht als „schick", seine Gefühle und schon gar nicht seine Tränen in der Öffentlichkeit zu zeigen. Was soll das Kind mit der Anweisung der Eltern tun? Nun, um der Forderung zu entsprechen, kann es sich nur noch blockieren. Es wird sich verkrampfen und verspannen, nur um sich nicht mehr auf das Weinen konzentrieren zu müssen. Das Kind spürt, dass Weinen in der Öffentlichkeit schlecht ist, es ist nicht gewünscht. Dadurch, dass dieses Kind seine Atmung in der Folge flacher hält oder gar den Atem ganz anhält, löst es eine wahre Kettenreaktion aus, die es bis an sein Lebensende begleiten wird, wenn es sich nicht darum kümmert, diesen Prozess zu revidieren und wieder zu einer richtigen gesunden Atmung zurückkehrt.

Wenn das Kind jedoch diese Art der Problembewältigung (Unterdrücken der Gefühle, anstatt auszuleben) weiter kultiviert, dann ist der weitere Weg schon vorgezeichnet. Jedes Gefühl, egal ob „gut" oder „schlecht", verursacht ein besonderes Empfinden in uns. Zusätzlich ist es mit dieser Körperregion in Verbindung. Meistens beachten wir diese Auswirkungen auf unseren Körper aber gar nicht. Wenn wir uns nun bewusst unseren Gefühlen durch Unterdrückung entziehen, verändern wir das natürliche Gleichgewicht zwischen Körper, Geist und Atem. Die Muskulatur verspannt sich, der Köper ist in permanenter Anspannung, also im Stress. Der Atem flacht ab oder kommt sogar ins Stocken. Die Atmung beeinflusst also auch unsere Körperhaltung und die Struktur des Körpers. Denn wenn wir uns verkrampfen und verspannen, dann nehmen wir der richtigen tiefen Atmung den Raum. Wir grenzen unseren Brustkorb ein und rauben uns so wortwörtlich den Atem. Mit solch einem behinderten Atem sind wir nicht mehr in der Lage, Gefühle adäquat auszudrücken und auszuleben. Das wird sich auf Dauer rächen, denn unser Körper wird mit allerhand Symptomen darauf reagieren. Er wird sowohl mit körperlichen als auch mit psychischen Krankheiten antworten und kann uns in ernste Krisen (Depressionen) stürzen.

Diesen Prozess können wir aber aufhalten – mit der richtigen Atmung.

Besonders das verbundene Atmen (eine Anleitung dazu finden Sie bei den Atemübungen) fokussiert unseren Blick auf das Hier und Jetzt. Das verbundene Atmen führt uns den Ist-Zustand vor Augen und lässt ihn uns mit jeder Faser entspannt wahrnehmen. Wir nehmen den Zustand als gegeben hin und erlauben uns keine Wertung. Dadurch, dass wir uns bewusst auf unsere Atmung konzentrieren, achten wir nicht mehr so sehr auf die aufwallenden Gedanken und Gefühle und so haben wir wieder einen klaren Blick für das, was wirklich wichtig ist und einen Zugang zu unserem Inneren.

Dieser Prozess des Annehmens ohne Wertung lässt uns immer mehr Sicherheit verspüren und diese Selbstsicherheit wird uns dabei helfen, schmerzliche Erlebnisse aus der Vergangenheit zu verarbeiten und mit ihnen zu leben. Unsere Beschränkungen lösen sich so mit der Zeit in nichts auf und wir sind wieder in der Lage, zu fühlen. Die starken Emotionen wie Freude und Glück finden wieder einen Weg zu uns und so lösen sich nach einiger Zeit nicht nur die körperliche Blockaden (Verspannungen), sondern auch die geistigen Einschränkungen verlieren ihre Macht.

Hier finden Sie noch einmal eine Auflistung mit körperlichen und psychischen Veränderungen, welche durch das richtige Atmen angestoßen werden:

Körperliche Veränderungen
- der Stoffwechsel wird verbessert
- die körpereigenen Drüsen werden aktiviert
- die Verdauung wird angeregt
- der Sauerstoffgehalt im Körper steigt
- Schlafstörungen werden gelindert
- eine tiefe Entspannung stellt sich ein
- mehr Energie, Vitalität
- hilfreich gegen Kopfschmerzen
- Verspannungen werden gelöst
- Stärkung des Herz-Kreislaufsystems
- Linderung von Autoimmunkrankheiten
- Beckenboden-, Bauch- und Brustmuskeln werden gekräftigt
- Abfallstoffe werden abgebaut
- die Zellerneuerung wird beschleunigt
- Heilungsvorgänge werden erleichtert
- die Immunabwehr wird gekräftigt

Psychische Veränderungen
- tiefe seelische Entspannung
- mehr Lebensenergie
- Lösung alter Glaubenssätze
- das Atmen wirkt wie „befreit"
- eine spezielle Leichtigkeit macht sich im Leben bemerkbar
- positive Gefühle (Glück, Ekstase, Freude) werden verspürt
- der Blick wird geklärt und fokussiert
- das Selbstbewusstsein wird größer
- Gefühle von Frieden und Geborgenheit
- Kontakt zum eigenen Ich ist wieder möglich
- ein besonderes Verständnis des Universums
- richtiges Atmen ist eine Lebenseinstellung

Richtiges Atmen hat also mehr mit unserer geistigen Ebene zu tun als die meisten wohl bisher angenommen haben. Der Atem fungiert als Brücke zwischen Körper und Geist, das hat schon der bekannte Zenmeister Thich Nhat Hanh festgestellt: „Der Atem ist die Brücke, die das Leben mit dem Bewusstsein verbindet, die Brücke, die deinen Körper mit deinen Gedanken verbindet. Wann immer dein Geist sich verliert, benutze deinen Atem, um die Verbindung wiederherzustellen".

Meditation und Atmung

Meditation ist eine sehr alte Methode, durch Achtsamkeits- und Konzentrationsübungen innerlich ausgeglichener zu werden und zur Ruhe zu kommen. Es gibt verschiedene Meditationsarten, eine sehr bekannte ist Yoga.

Meditation dient zur geistigen Entspannung, soll Achtsamkeit und Konzentration stärken. Entstanden ist die Meditation in den fernöstlichen Religionen und sehr viele Traditionen sind mit ihr verknüpft. Die Meditation an sich hat jedoch keinen religiösen oder esoterischen Bezug, diese Methode der Entspannung funktioniert auch bei Atheisten. Meditationstechniken gibt es viele, so etwa die bekannte Zen-Meditation, die Yoga-Meditation oder auch die transzendentale Meditation.

Die Gemeinsamkeit aller Meditationsarten ist jedoch das Verharren in einer speziellen Körperhaltung und die Konzentration auf einen einzigen Aspekt, etwa die Atmung oder der eigene Körper.

Andere Entspannungstechniken, wie z. B. das Achtsamkeitstraining (Mindfulness-Based Stress Reduction, MBSR), das autogene Training, Atemübungen oder Yoga arbeiten mit Meditation und besonders mit der Atmung. Lernen und trainieren lassen sich diese Methoden in der Gruppe (z. B. in der Volkshochschule) oder auch allein zu Hause, in den eigenen vier Wänden.

Seinen Ursprung hat das Wort übrigens im Latein: „meditatio" = nachsinnen, vorbereiten oder besinnen.

Hier finden Sie eine Anleitung zu einer einfachen Meditationsübung:

1. Wählen Sie einen ruhigen Ort zum Meditieren: Am besten nutzen Sie einen bestimmten, vor Umgebungslärm geschützten Raum aus, in dem Sie nicht von anderen gestört werden. Auch sollten Sie darauf achten, dass kein eingeschaltetes Smartphone oder sonstige elektromagnetische Störungsquellen vorhanden sind.
2. Meditieren Sie immer regelmäßig, zu einem festen Zeitpunkt: Machen Sie Ihre Meditation zur Routine. Beginnen Sie mit täglich etwa zehn Minuten. Nach einiger Zeit können Sie das Zeitfenster beliebig vergrößern.
3. Schlüpfen Sie in weiche, warme, bequeme Kleidung: Da Sie die Meditation im Sitzen durchführen besteht die Gefahr, dass es Ihnen schnell kalt wird, Sie auskühlen. Legen Sie daher Wert auf bequeme warme Kleidung, dicke Socken und vielleicht werfen Sie noch ein Tuch über Ihre Schultern.
4. Finden Sie die für Sie passende Sitzposition: Es muss nicht unbedingt der Lotussitz sein. Es kann genauso gut der Schneidersitz, der Fersensitz oder sonst eine bequeme Sitzposition sein. Sie müssen sich in dieser Position wohlfühlen, das ist die Hauptsache. Gerne können Sie auch mit Kissen, Tüchern oder einem Stuhl versuchen, Ihre optimale Sitzposition zu finden.
5. Halten Sie sich aufrecht: Ihre Wirbelsäule ist gerade, das Kinn zeigt leicht auf die Brust, die Schultern sind gelockert und fallen sanft nach hinten. Ihre Hände liegen locker in Ihrem Schoß oder auf den Knien. Auf diese Art können Sie ungehindert atmen.
6. Keine Wertung: Automatisch werden sich Gedanken und Gefühle einstellen. Beachten Sie diese Gedanken und Gefühle, aber bewerten Sie sie nicht. Gedanken und Gefühle kommen und gehen, lassen Sie sie vorbeiziehen.
7. Nehmen Sie Ihren Atem wahr: Die bewusste Atmung soll den Geist beruhigen und kräftigen. Ständig kreisen Gedanken in der Zukunft und in

der Vergangenheit. Liegt der Fokus auf der Atmung, bleiben die Gedanken im Hier und Jetzt.
8. Betrachten Sie ein Objekt: Das dient dazu, Ihre Gedanken zu steuern. Dazu nehmen Sie einen neutralen Gegenstand (etwa eine Kerze) und stellen ihn vor sich auf dem Boden ab – etwa zwei Meter entfernt. Nun richten Sie Ihren Fokus auf dieses Objekt. Dabei nehmen Sie ganz bewusst Ihren Atem wahr und zählen Ihre Atemzüge. Gerade am Anfang werden Sie sich vielleicht noch öfter ablenken lassen, doch je mehr Sie üben, desto einfacher wird Ihnen das fallen. Versuchen Sie es!

Ganz besonders erwähnt werden muss hier diese Schule, die ihre Schüler zu Meditation „verdonnert", anstatt sie nachsitzen und Strafarbeiten machen zu lassen. Ein gänzlich neuer Ansatz und doch erfolgversprechend. Seit der Einführung dieser Praxis hat sich die Konzentrationszeit der Schüler nahezu verdoppelt und es muss fast kein Kind mehr ermahnt werden, weil es wieder nicht bei der Sache ist und vielleicht zu Hyperaktivität neigt. Besonders da Kinder ja einen regelrechten Bewegungsdrang verspüren, ist diese Technik, Meditation anzuwenden (also die Ruhe und die Konzentration bei der Meditation), so etwas völlig Neues. Und die Schüler können dieses Angebot annehmen und profitieren auch davon. Sie besitzen mehr Selbstbewusstsein, fühlen mehr Wohlbefinden und können ihren Stresslevel steuern.

Regelmäßige Meditation oder Achtsamkeitsübungen können das Gehirn positiv beeinflussen und vor allem auf den Stresslevel eines Menschen enorme Auswirkungen haben. Regelmäßig, das bedeutet im Zusammenhang mit Meditation, dass bereits 10 Minuten am Tag mit der 4-Sekunden-Atmung (siehe Atemübungen) dafür sorgen, dass im Gehirn neue Verbindungen entstehen, die im Stressfall aktiv werden und so sogar im Stresszustand für eine Entspannung sorgen können. So werden der Puls und der Kreislauf sehr schnell reguliert. Der Parasympathikus (zuständig für Entspannung) wird gekräftigt. Meditation kräftigt den kompletten Körper, sie wirkt fast wie ein Antidepressivum und kann auch langfristig den Histaminwert (Histaminblocker werden etwa bei Heuschnupfen verordnet) senken.

Um zu einer klaren Wahrnehmung der eigenen Gefühle, Gedanken und Emotionen zu finden und den Geist zu beruhigen, ist es hilfreich, jeden Tag Achtsamkeit zu üben. Dabei ist dieses Üben frei von jeglicher Bewertung, und es soll uns wieder unseren wahren Zielen und Wünschen nahebringen.

Achtsamkeit üben – Anleitung:

- *Der Atemanker:* Die Atmung ist der grundlegende Bestandteil für Entspannung und Achtsamkeit. Der geistige Zustand und die Achtsamkeit sind unmittelbar mit der Atmung verbunden. Indem Sie Ihre Achtsamkeit erhöhen und trainieren, werden Sie lernen, mit negativen Gefühlen, wie Angst, Stress oder Sorgen, in Zukunft besser umzugehen.
Zur Übung: Stellen oder legen Sie sich mit geradem Rücken hin und lockern und entspannen Sie Ihre Schultern. Schließen Sie Ihre Augen und platzieren Sie eine Hand auf Ihrem Bauch. Nun konzentrieren Sie sich ganz bewusst auf Ihren Atem. Dazu atmen Sie ganz tief durch Ihre Nase ein – ganz tief in den Bauch. Dabei fühlen Sie den Weg nach, den die Atemluft durch Ihren Körper beschreibt. Spüren Sie, wie die Luft durch Ihre Nase eindringt, in den Bauch fließt, diesen weitet und schließlich den kompletten Körper überflutet. Beim darauffolgenden Ausatmen spüren Sie, wie der Bauch wieder kleiner wird, der Umfang sich verringert und wie die Luft schließlich durch Ihre Nase den Körper wieder verlässt.
Atmen Sie rund zehnmal auf diese Weise und wiederholen Sie es ein bis dreimal am Tag.

- *Wu Wei:* Auch bewusstes Nichtstun genannt. In unserer schnelllebigen stressigen Welt gibt es nicht mehr viele, die nicht ständig mit irgendetwas beschäftigt sind. Sie hetzen von Termin zu Termin und nicht einmal in ihrer Freizeit kommen sie zur Ruhe. Diese Leute sind wie Getriebene, sie können einfach nicht mehr abschalten. Stress und Hektik sind Gift für die Achtsamkeit und je mehr Sie davon in Ihr Leben lassen, desto mehr Lebenszeit und -energie gehen Ihnen verloren.
Eine wundervolle Methode gegen die Hektik und den Stress in unserem Alltag ist das Wu Wei, eine Technik des chinesischen Taoismus.
Zur Übung: Legen, setzen oder stellen Sie sich bequem hin. Nun schauen Sie auf die Uhr und machen fünf Minuten lang gar nichts! Verharren Sie einfach für fünf Minuten und spüren Sie, wie sich das anfühlt. Was macht das Nichtstun mit Ihnen?

Das waren zwei kleine einfache Achtsamkeitsübungen. Wenn Sie größeres Interesse daran haben, dann schauen Sie sich gerne im Internet nach weiteren Übungen um oder informieren Sie sich, wo bei Ihnen in der Nähe Achtsamkeitskurse angeboten werden. Oftmals lohnt es sich, einen Blick in das Programm der örtlichen Volkshochschule zu werfen. Hier werden vermehrt diese Kurse offeriert.

Ähnlich gute Auswirkungen auf eine richtige Atmung hat auch Yoga, eine Varietät der Meditation.

Yoga und Atmung

Teils sieht es ja schon recht spektakulär aus, wie die Glieder bei manchen Übungen im Yoga verdreht und verrenkt werden. Um die volle Wirksamkeit der Übungen jedoch erfahren zu können, ist ein Element von zentraler Bedeutung: die richtige Atmung. Die wird im Yoga „Ujjayi" genannt und bezeichnet den „siegreichen" Atem. Dieser spezielle Atem ist für jede Yoga-Übung erforderlich und so erreichen sie ihn:

- Setzen Sie sich aufrecht hin, tief durch die Nase einatmen und durch den offenen Mund wieder ausatmen. Stellen Sie sich vor, wie Sie eine Fensterscheibe oder einen Spiegel anhauchen. Währenddessen bilden Sie in Ihrem Kehlkopf ein „H".
  Bei den diversen Übungen im Yoga atmen Sie dann mit geschlossenem Mund und stoßen das Geräusch durch die Nase aus.
  Zugegeben: Das klingt für uns Europäer etwas seltsam, denn die nasale Sprechweise liegt uns nicht gerade in den Genen. Doch wenn Sie nicht aufgeben und am Training dranbleiben, dann werden Sie schnell den Dreh raushaben. Um Ihnen die Sache zu erleichtern: Bei den Atemübungen sind auch einige einfache Übungen aus dem Yoga aufgeführt. Wenn Sie diese regelmäßig dazu kombinieren, dann wird sich sehr bald ein Erfolg einstellen.

Wie heißt dieser bekannte Satz aus dem Yoga doch so schön? „Wer richtig atmet, wird nie unter Stress leiden". Überprüfen Sie diesen Satz doch auf seine Richtigkeit und beginnen Sie gleich Ihre erste Yoga-Einheit. Viel Entspannung wünsche ich Ihnen dabei!

Bei all dem Guten beim Yoga ist aber auch Vorsicht geboten
Atemübungen, die für Fortgeschrittene gedacht sind, und stark aktivierende Übungen (Bhastrika, Kapalabhati) sind nicht für Anfänger geeignet und sollten auch von geübteren Yogis nur unter der fachlichen Anleitung eines geeigneten qualifizierten Lehrers durchgeführt werden. Ansonsten kann es leicht passieren, dass es zu Problemen mit dem Kreislauf kommt. Das kann sich in einem leichten Schwindelgefühl, Schwitzen, Zittern, Übelkeit und sogar einer Ohnmacht äußern.

Auch sollten starke Raucher eher Abstand vom Pranayama nehmen. Durch das kräftige Atmen könnten sich Schadstoffe lösen und noch tiefer in die Bronchien und Lungen eindringen. Haben Sie aber das Richtige getan und mit dem Rauchen aufgehört, sollten Sie sich auch nicht gleich an die yogischen Atemübungen machen. Lassen Sie Ihrer Lunge erst einmal ein wenig Zeit, sich von den größten Verschmutzungen zu befreien. Erst nach diesem Prozess sollten Sie dann mit dem Aufbau Ihrer Lungen wieder beginnen.

Jedoch können leichte und einfache Atemübungen (wie sie etwa im Bhramari und Sitali zu finden sind) grundsätzlich von jedem praktiziert werden.

Es gelten für alle Übungen nur folgende Ratschläge:

Die Atmung soll immer frei, ohne Druck und ohne Eifer fließen und ebenso kontrolliert werden. Stellen Sie an sich fest, dass sich Ihre Muskulatur (Atemmuskeln oder die Muskelgruppen um diese) zu verkrampfen beginnt oder Sie nach einer Luftanhalte-Phase nach Luft japsen, haben Sie die Möglichkeit, diese Übung in Achtsamkeit zu beenden, oder Sie gestalten die Übungen weniger intensiv.

Üben Sie nämlich zu viel Druck auf Ihre Bronchien und Lungen aus, dann kann Pranayama nicht mehr wirken und wird Ihre Atmung zusätzlich erschweren durch eine noch größere Verspannung und dadurch eine noch schlechtere Haltung und Atmung. Das hat weder für Ihren Körper noch für Ihren Geist positive Effekte.

Mindful Fitness

Dass Yoga, Meditation und andere Entspannungstechniken (Tai-Chi, Qigong oder autogenes Training) die Atmung als Grundsatz ansehen, haben Sie eben gelesen. Mit der richtigen Atmung sollen Körper und Geist wieder in Balance kommen und so die mentale und körperliche Kraft vergrößert werden.

Ganz neu auf dem Markt ist die „Mindful Fitness". Bei dieser Technik werden andere Sportarten, wie etwa Vinyasa Yoga oder Pilates, mit der Meditation verknüpft und so soll die Konzentration auf Achtsamkeit und ein tiefes Verständnis für den eigenen Körper gelenkt werden. Bei dieser Technik ist es nicht wichtig, besonders große Muskelberge aufzutürmen oder besser oder schneller als der Trainingspartner zu sein. Hier geht es hauptsächlich um das „Erlebnis Sport".

Doch auch hier spielt die Atmung eine zentrale Rolle und so sollen mit der richtigen Atmung die Flexibilität, Ausdauer und Stärke erhöht werden. Sämtliche Atemtechniken bauen auch hier auf die Grundatemtechnik (langsam und gleichmäßig durch die Nase einatmen, eine kurze Pause, langsam und kontrolliert wieder ausatmen) auf und mit etwas Übung sind hier schnell Veränderungen zu erreichen.

Egal welche Technik Sie für sich nutzen wollen, der Umstand, dass Sie sich um Ihre Atmung kümmern wollen, ist schon der erste Schritt in die richtige Richtung. Denn manch ein Zeitgenosse wundert sich darüber, dass er immer schlechter „Luft" bekommt, denkt aber nicht daran, seine Atmung zu überprüfen. Das wird dem Umstand geschuldet sein, dass das Atmen ja ein Automatismus ist und Automatismen müssen nicht hinterfragt oder kontrolliert werden. Ein fataler Trugschluss!

Bessere Atmung durch Schwingen

Wenn man sich mit dem Thema Atmen beschäftigt, dann kommt man am „Schwingen" nicht vorbei. Aber was ist dieses Schwingen und was kann es dem Atmen Gutes tun? Das werden wir hier nur aufklären.

In Bad Neundorf in Niedersachsenn steht sie, die Schlaffhorst-Andersen-Schule. Seit 1984 werden hier Atem-, Sprech- und Stimmlehrer ausgebildet, selbstverständlich stattlich geprüft. In dieser Schule werden keine Aufsätze geschrieben oder Matheaufgaben durchexerziert, hier wird das Schwingen gelehrt.

Die Erstsemester werden noch von den Lehrern „geschwungen", später schwingen sich dann die Schüler gegenseitig.

Die Gründerinnen der Schule bzw. dieser Technik sind Hedwig Andersen und Clara Schlaffhorst. Schlaffhorst war Sängerin, hatte für eine Sängerin aber keine besonders kräftige Stimme. Andersen war Pianistin, verfügte aber über keine sehr gute Atmung. Im Jahr 1895 bekamen dann die beiden Damen von einem Arzt in Königsberg die ungeschminkte Wahrheit präsentiert. Er sagte nämlich zu ihnen: „Meine Damen, Sie atmen falsch". Diese Erkenntnis verband die zwei Frauen daraufhin und sie haben sich dann ganz dieser neuen Leidenschaft verschrieben.

Die beiden Frauen ließen sich auch nicht von den Kriegswirren von ihrem Vorhaben abbringen und schufen zwischen den beiden Weltkriegen ihre Therapie. Der Grundsatz dieser Therapie ist folgender: Hier wird von dem Fakt ausgegangen, dass Stimme, Atmung und Bewegung unmittelbar miteinander verwoben sind.

Jemand, der eine besonders deutliche klare Aussprache hat, atmet demnach auch regelmäßiger und rhythmischer. Wer richtig atmet, lockert dabei seine Muskeln und wer relaxt ist, der hat mehr Kraft und Volumen in der Stimme.

Die Damen überlegten sich also diverse Übungen und Techniken (sie schrieben unter anderem auch Bücher), einfache simple Übungen und waren selbst von deren Auswirkungen erstaunt. In dem 1928 herausgegebenen Buch: „Atmung und Stimme" gaben die beiden Frauen dann ganz unumwunden zu, dass sie selbst von den Veränderungen sehr überrascht waren, die sich mit diesen Übungen ergaben. So berichteten sie vom „Umsturz auf allen Gebieten; zuerst gesundheitlich, körperlich. Konzentrationsfähigkeit, Gedächtniskraft, Lebensmut, Selbstvertrauen, sogar Produktivität entwickelten sich".

Die fünf „Regenerationswege nach Schlaffhorst und Andersen" dienen als regenerative und präventive Stimm- und Körperschulung sowie auch zur Therapie von funktioneller gebrauchsbedingter Störungen der Stimme und zur Rekonvaleszenz nach Operationen. Mit dieser Therapie soll der sogenannte „Eutonus" wiedererlangt werden. Zur Erklärung: Der Eutonus ist der ausbalancierte Spannungszustand sämtlicher Muskeln im Körper. Der Eutonus ist der zusammenhängende Ausgleich der Spannung zwischen An- und Entspannung (oder zwischen Halten und Bewegen).

Bei ihrem Programm gingen Andersen und Schlaffhorst von der Tatsache aus, dass sich ein gesunder Muskel in ständiger Anspannung befindet. Das ist jedoch ein sinnvoller ökologischer Spannungszustand und er betrifft alle Muskeln im Körper, auch das Zwerchfell und die Stimmmuskeln. Dieser permanente Anspannungszustand ermöglicht es aber, sich jederzeit anzupassen.

Wird diese Spannung nun verändert, hat dies unmittelbare Auswirkungen auf sämtliche Muskelgruppen. Die Spannungszustände der einzelnen Gruppen stehen also in wechselseitiger Beziehung miteinander.

An der Stimmgebung sind involviert:

- Die Atmung als zentraler Bestandteil. Lebensnotwendig für uns Menschen, zuständig für Stimme, Kreislauf, Körperhaltung, Stimmung, Organe, Stoffwechsel und die Aufrichtung (die Bewegung).
- Das Ansatzrohr oder auch Vokaltrakt genannt. Ansatzrohr, in Anlehnung zum Ansatzrohr von Blasinstrumenten. Der Artikulationstrakt oder Sprechtrakt ist der oberhalb des Kehlkopfs gelegene Teil des Sprechapparats. Er lässt sich in drei Räume bzw. Höhlen aufteilen: Rachenraum (Rachenhöhle), Mundraum (Mundhöhle) und Nasenraum (Nasenhöhle). Zusammen mit der Zunge gehören auch Lippen, Zähne, Gaumen, Gaumensegel und Gaumenzäpfchen zum Ansatzrohr).
- Der Kehlkopf, der durch seine Muskulatur die Stimme bildet.

Stehen diese ganzen Parameter in Balance miteinander, wirkt sich das auf den gesundheitlichen Zustand aller Organe aus. Eine ausbalancierte Körper- und Atemspannung sorgt für eine körperliche Aufrichtung und schafft eine gewisse innere Balance. Körper und Geist sind im Gleichgewicht.

Geht man nun nach Andersen und Schalffhorst, finden sich fünf unterschiedliche Wege, um die richtige Atmung und damit Bewegungs- und Stimmfähigkeit zu erlangen. Diese fünf Wege sind:

- Kreisen
- Schwingen
- Rhythmus (rhythmisches Bewegen)
- Atmen
- Tönen

Kreisen: Hier ist das zentrale Element das Gleichgewicht. Die Körperachse wird durch ein permanentes Verlagern des Schwerpunktes in alle vier Richtungen (vor, zurück, rechts, links) verändert. Durch diese ständige Veränderung ist die Muskulatur, die für das Gleichgewicht zuständig ist, dazu gezwungen, sich immer wieder an die veränderte Position anzupassen. Die Atemimpulse werden durch das Wechselspiel zwischen An- und Entspannung in der Muskulatur ausgelöst.

Das Kreisen kann grundsätzlich auch nur auf spezielle Gliedmaße angewendet werden.

Schwingen: Diese Technik wird im Stehen mit dem kompletten Körper oder auch nur mit einzelnen Bereichen durchgeführt. Bei dieser Übung werden die Phasen der Bewegung ausführlicher durchgeführt. Das richtet die Gleichgewichtsreflexe der Atmung aus, und die Muskulatur wird in permanente Anspannung versetzt.

Dabei ist es für das Schwingen nicht maßgeblich, ob der Schwingende sich im oder außerhalb des Gleichgewichts befindet (in Bezug auf den sicheren Stand). Befindet er sich außerhalb des Gleichgewichts, ist eine zweite Person nötig, die für das nötige Gleichgewicht sorgt.

Dieser Partner hat dann während der Übung die Möglichkeit, durch Zug, Druck, Zufassen, Tempo oder Bewegungsausmaß, stärkend und kräftigend auf diverse Muskeln einzuwirken und somit Verspannungen zu lösen und so das Bewegungsgefühl des Schwingenden zu erhöhen.

Auf diese Weise kann die schwingende Person ein besonderes Gespür für Änderungen in der Spannung entwickeln, und Bewegungen werden wieder flüssig und ohne Unterbrechungen möglich. Das soll sich auch auf den Alltag auswirken und nicht nur während der Übungen erreicht werden.

Rhythmisches Bewegen bzw. Rhythmus: Die Koordination von Bewegungsabfolge und Atmung ist hier von zentraler Wichtigkeit, daher wird es auch „atemrhythmisches Bewegen" genannt. Die Bewegungsabfolge ist dabei in drei Schritte unterteilt, also in einen Rhythmus mit drei Phasen.

Die rhythmische Bewegung löst die Anspannung in den Muskeln und sorgt zugleich auch wieder für deren Anspannung. Dieses rhythmische Bewegen aktiviert den gesamten Körper, insbesondere aber haben sie eine positive anregende Wirkung auf die Atmung. Durch eine verbesserte Atmung strömt mehr Sauerstoff in die Muskeln und die Spannung während es Atmens fördert die körperliche Aufrichtung.

Um ein gesundes Atmen zu erreichen, und damit auch eine gesunde Stimmfunktion, sollte jeder der fünf Regenerationswege nach Andersen / Schlaffhorst immer mit einem dreiphasigen Atemrhythmus durchgeführt werden (Ausatmen – Pause – Einatmen).

Atmung: Ohne Atem kein Leben. Atmen ist unser elementarstes Grundbedürfnis, wichtiger noch als Essen oder Trinken. Der Hauptatemmuskel ist das Zwerchfell, Wegweiser und Grundlage der Atemübungen.

Ist das Zwerchfell optimal in die Atmung eingebunden, wird es in der Lage sein, die eingeatmete Luft so konstant abzugeben, dass die Stimmmuskeln die komplette Luft für die Stimmerzeugung nutzen können. Ist die Stimme in Balance mit der Atmung, kann sie durch Hemmung der ausgeatmeten Luft Reize an das Zwerchfell senden. Soll also das Zwerchfell aktiviert und gepusht werden, geschieht dies also über die Stimme.

Weiterhin kann durch begleitende Maßnahmen die Atmung verbessert werden, dazu zählen etwa Dehnung, spezielle Lagerung, atemaktivierende Bewegungen, Ausatemübungen und die Visualisierung bestimmter Bilder.

Tönen: So nennt man in der Atemarbeit nach Andersen / Schlaffhorst den Weg, durch Einsatz der Stimme und der Artikulation verschiedener Laute, eine Verbesserung der Atmung und der Stimme zu erreichen. Hier werden die Funktionen der Laute wieder wahrnehmbar gemacht. Das erfolgt durch verschiedene Techniken, etwa Widerstände bei der Artikulation (Enge bei machen Konsonanten) oder diverse unterschiedliche Luftführungsmöglichkeiten.

So wird das Zwerchfell daran gehindert, schnell zu entspannen und somit ist eine Feinjustierung der Atemmuskeln möglich. Eine verlängerte „Phonationsdauer" (dies bezeichnet die Länge der Stimmgebung pro Atemzug) verursacht im Organismus ein besonderes Verlangen nach Sauerstoff, welches mit der nächsten tiefen Einatmung wieder reguliert wird.

Dieses verstärkte Atmen erhöht und vermindert die Spannung in der Skelettmuskulatur, da alle Systeme (Haltung, Aufrichtung und Atmung) miteinander zusammenhängen. Somit werden alle zur Verfügung stehenden Atemräume genutzt.

Anhand dieser kleinen Definition können Sie sicher erkennen, wie alle Prozesse miteinander verbunden sind und aufeinander aufbauen, ja, ineinandergreifen wie Zahnräder. Wird diese Atemarbeit angewendet, sollten immer mindestens drei der Wege gleichzeitig Anwendung finden.

So wird die Durchblutung gestärkt, die Aufrichtung verbessert, die Atmung effektiver und die Stimmgebung wieder klarer und feiner. Werden diese Wege beschritten, kann wieder ein ganz neues Erleben wahrgenommen werden.

Teil 3: Umsetzung

Die Atmung als Lifestyle

„Take a deep breath and relax", das scheint seit einiger Zeit absolut hipp zu sein. Es ist in, sich im „Flow" zu befinden und so verwundert es nicht, dass in den App Stores immer mehr der „Atem-Apps" zu finden sind. Die ganze Welt scheint zum Atemtherapeuten mutiert zu sein und auch das verwundert nicht weiter, denn um richtig zu atmen, braucht es keinen Hochschulabschluss.

So kann man sie also hyperventilieren und entspannen sehen, die New-Life-Anhänger des bewussten Atmens, und die Anhängerschaft wird zunehmend größer. Nicht zuletzt, weil Hillary Clinton von ihren Erfolgen mit der Wechselatmung berichtet hat.

Ein flacher ungleichmäßiger Atem ist das Anzeichen für An- und Verspannung, Unsicherheit und Oberflächlichkeit. Das Erstaunliche dabei: Rund 95 % der Erwachsenen atmen nicht richtig, wie die Psychologin Belisa Vranich in ihrem Buch „Breathe" mitteilte. Besonders Menschen, die im Büro am Schreibtisch arbeiten sind besonders für die „Vertikalatmung" anfällig. Diese Weise zu atmen lässt nur kleine, flache, unauffällige Atemzüge zu, als ob ein Raubtier durch den Dschungel pirscht. Diese extrem flache Atmung macht uns dann anfällig für Kopfschmerzen, Konzentrationsprobleme und Merkschwächen. Mit dieser Atemtechnik (im negativen Sinn) wird dem Körper eine bestimmte Anspannung suggeriert und dieser denkt dann, dass er erst wieder tief Atem schöpfen kann, wenn die „Bedrohung" (Anspannung) abgeklungen ist.

Dabei ist der körperliche Aspekt nicht der einzige, der an den Atemvorgang gekoppelt ist. Was meinen Sie, warum schickten und schicken die Lehrer zum tiefen Durchatmen vor die Tür des Klassenzimmers?

„Take a deep breath and relax", ist hierauf die Antwort.

Die US-Verteidigungs App

Wieder einmal eine amerikanische Innovation, die App „Breathe2Relax". Diese App, im Design eines Games gehalten, wurde eigentlich dazu entwickelt, damit die Soldaten ihren Stresslevel verringern können. Mittlerweile ist sie aber im Mainstream angekommen und hat viele Menschen erreicht.

Mit dieser App soll die Atmung verlangsamt und bewusst gemacht werden. Das wiederum aktiviert den Vagusnerv (auch paariger Nervus vagus genannt; er ist der größte Nerv des Parasympathikus und der zehnte Nerv des Gehirns; er steuert und reguliert ziemlich jedes innere Organ), der dann die Herztätigkeit verlangsamt.

In den Einstellungen der App ist die Einatmung und die Ausatmung standardmäßig auf sieben Sekunden eingestellt, doch sind alle Parameter veränderbar. So ist auch die Location für die Atemübungen (virtuell) wählbar. Vor und nach den Atemübungen kann der persönliche Stresslevel ermittelt und so der Erfolg kontrolliert werden.

Wunder darf hier freilich keiner erwarten: Eine Probandin fühlte sich etwa so sehr von den Pushmeldungen genervt, die sie immer in unpassenden Momenten ans Atmen erinnerten, dass sie diese Funktion einfach deaktiviert hat. Auch war sie mit den erreichten Ergebnissen alles andere als zufrieden, und so entschloss sie sich dazu, das richtige Atmen auf eigene Faust zu betreiben.

Das Paradox der Atemprobleme

Einerseits rufen Störungen der Atmung, Atemnot und mühevolles Atmen in vielen Fällen Angst, Panikattacken, besondere psychische Belastungen oder auch Depressionen hervor. Andererseits sind es aber auch die bereits bestehenden psychischen Belastungen, welche die Atemnot oder -störung bedingen. Die Katze beißt sich hier also in den Schwanz.

Das belastende Engegefühl in der Brust, dieses Gefühl, als ob ein ganzer Felsblock auf der Brust lastet, resultiert meist vom extremen dauerhaften Anspannen der Atemmuskeln. Und nicht nur der wichtigste Muskel, das Zwerchfell, wird hier angespannt, sondern die komplette Atemhilfsmuskulatur und die Zwischenrippenmuskeln noch dazu. Dazu kann es bei manchen auch noch zu einer Verkrampfung der Bauchmuskeln kommen. Dies wiederum kann das

Auftreten weiterer Symptome verursachen: Magen- und Bauchschmerzen, mitunter auch Schmerzen im Darm. Doch auch der Beckenbodenbereich oder der untere Rücken kann von Schmerzen betroffen sein.

Da die Lunge ein passives Organ ist, ist sie darauf angewiesen, dass sie von der Atemmuskulatur (Brustmuskulatur) bewegt wird. Die Quantität des Atemzuges wird dabei von folgenden Faktoren bestimmt:

- dem Zwerchfell (der Hauptatemmuskel)
- den Muskeln zwischen den Rippen
- der Atemhilfsmuskulatur

Diese Parameter geben an, wieviel Luft in die Lungen einströmen kann. Und je freier und beweglicher diese Muskeln sind, desto mehr Luft kann in die Lungen einfließen und desto mehr Luft haben wir für unsere Atmung.

Durch eine permanente Fehlatmung, auch Schonatmung genannt, können sich nicht nur schmerzhafte Verspannungen bilden, es kommt in der Folge auch zu Verklebungen im Bindegewebe der betreffenden Muskelgruppen. Meist ist die komplette Atemmuskulatur, insbesondere aber der vordere Teil des Brustkorbs betroffen.

Atmung und Herz

Wie sieht Ihrer Ansicht nach eine normale Atmung aus? Sie haben ja auf den letzten Seiten sehr viel darüber erfahren. Richtig, die normale gesunde Atmung ist immer eine Vollatmung. Sie geschieht ohne unser Zutun und sie wird von unserem Unterbewusstsein geregelt. Sie sollte einen gleichmäßigen Rhythmus aufweisen, und die Dauer der Ausatmung sollte etwas länger andauern als die des Einatmens.

Das Zwerchfell ist dabei der Hauptmuskel, es drückt die Lunge entweder zusammen (Ausatmen) oder zieht sie auseinander (Einatmen). Zudem trennt das Zwerchfell den Bauch- und den Brustraum voneinander. Über dem Zwerchfell befinden sich die Lungen und das Herz, unter ihm sind die restlichen Organe, wie Magen, Darm, Milz und Leber zu finden.

Atmet man nun ein, dann zieht sich das Zwerchfell zusammen, die Lungen beanspruchen Platz nach unten. Damit sich die Lungen auch in vollem Umfang ausdehnen können, schiebt das Zwerchfell die unten liegenden Organe noch weiter nach unten.

Um die Geschmeidigkeit des Brustkorbs beim Atmen zu erhalten, werden dabei auch noch die Zwischenrippenmuskeln an- oder entspannt. Folglich unterstützen die Atemhilfsmuskeln den Atemvorgang. Für den nötigen Impuls zur Atmung sorgt dann noch das Gehirn.

Grundsätzlich kann aber jeder Atemmuskel von uns willentlich gesteuert und aktiviert werden.

Das bewusste tiefe Atmen vermittelt ein besonders Gefühl der Entspannung und Beruhigung. Doch jedes andere Gefühl (Angst, Wut, Freude usw.) ist ebenfalls mit einem speziellen Atemmuster verbunden. So atmen wir bei Anspannung schneller und bei Angst entsteht das bekannte eingeengte Gefühl in der Brust.

Richtig wäre es hier, tief mit dem Zwerchfell zu atmen, doch wir haben diese Art zu atmen meist schlichtweg verlernt. Doch es kann wiedererlernt werden, aber das ist nicht über Nacht möglich und es bedarf der Disziplin, dem Selbstmanagement und des ständigen Trainings. Atemübungen bedürfen nämlich einer bewussten Ausführung.

So soll es mit der richtigen Atemtechnik wieder möglich sein, automatisch richtig zu atmen – mit dem Zwerchfell. Das sollte zu einer Routine werden und so mit der Zeit in Fleisch und Blut übergegangen sein, dass es gar nicht mehr bewusst gesteuert werden muss.

Dass Atmen und Herztätigkeit zusammenhängen, darauf haben wir schon hingewiesen. Eine schnelle flache Atmung erhöht demnach die Herzfrequenz. Das kommt nicht von ungefähr, denn sowohl der Atem- als auch der Herzrhythmus sind miteinander verbunden. In Ruheposition oder im Schlaf sollte das Verhältnis von Herzschlag und Atmung etwa 1:4 betragen, also 15 bis 20 Atemzügen pro Minute folgen etwa 60 bis 80 Herzschläge.

Unter körperlicher Belastung steigert sich die Atemfrequenz dann auf etwa 30 und damit beschleunigt sich auch der Herzschlag, da mehr Sauerstoff in die Zellen geschafft werden muss. Legt man diese Annahme zu Grunde, liegt auf der Hand, dass folglich eine gleichmäßige tiefe Atmung die Herzfrequenz verringert.

Atmung und Leben

Ohne Nahrung können wir mindestens 30 Tage überleben – so lange kann unser Körper auf Nahrung verzichten (das ist aber nicht gesund und sollte von keinem auf seinen Wahrheitsgehalt hin überprüft werden). Auch ohne Wasser kommt unser Organismus einige Tage aus (etwa 3 Tage, um genau zu sein). Dann würde sich allerdings ein Multiorganversagen einstellen, aus dem es kein Entkommen mehr gäbe.

Ganz anders sieht es mit dem Sauerstoff, dem Atmen aus. Mit Training würde ein Mensch sicher rund 3 bis 4 Minuten ohne Atmen auskommen, ohne regelmäßiges Üben jedoch nur auf weniger als eine Minute.

Ein erwachsener gesunder Mensch atmet etwa 10 bis 15 Züge pro Minute, ein Kind bringt es auf rund 20 bis 30 pro Minute und ein Säugling atmet etwa 40 bis 50 Züge pro Minute ein und aus.

Erstaunlicherweise sind es vor allem die Tiere mit einer eher niedrigen Atemfrequenz, die besonders alt werden (die Beispiele finden Sie im Text weiter vorn). Die Auswirkungen einer tiefen, bewussten und gleichmäßigen Atmung verdeutlichen diese Beispiele recht anschaulich, wie ich finde.

Doch hat die Atmung nicht nur Einfluss auf das körperliche Befinden, sondern sie ist auch direkt an unseren Gedanken und Gefühlen beteiligt. Sicher kennt jeder von Ihnen die Bilder und Berichte von den alten Yogis, die schon in vorigen Jahrhunderten von der Atmung und ihrem Zusammenhang mit der psychischen Ebene wussten.

Das tiefe Atmen bringt Körper und Geist wieder in Balance, wirkt ausgleichend, stärkt das Herz-Kreislauf-System, es regt die Verdauung an … kurz gesagt, es stellt die innere Balance aller Organe wieder her und hält den kompletten Stoffwechsel im Gleichgewicht. Der Organismus kann sich regenerieren und Heilungsprozesse anstoßen und beschleunigen.

Wird die tiefe Atmung regelmäßig durchgeführt, treten anstelle von Hektik, Stress und Anspannung Gefühle von Ruhe, Frieden, innerer Balance und ein gewisses Selbstbewusstsein. Tiefenatmung, dauerhaft angewendet, verjüngt die Zellen und die Lebensenergie kann wieder ungehindert durch den Körper fließen – das kann die Lebenserwartung nachhaltig erhöhen.

Die Atmung – als Alleskönner

Erst in den letzten Jahrhunderten hat die Atmung bei den westlichen Medizinern einen besonderen Stellenwert erhalten. In den letzten hundert Jahren fanden sie heraus, dass Atmen viel mehr ist als pure Sauerstoffversorgung. Sie fanden die Bedeutung der Atmung und das Zusammenspiel zwischen Bewusstsein und Unterbewusstsein heraus.

Da die Atmung ja bekanntlich vom vegetativen Nervensystem gesteuert wird (genauso wie Herzschlag und Verdauung), brauchen wir uns über sie keine besonderen Gedanken zu machen – einfach atmen. Dabei nimmt unser zentrales Nervensystem kleinste Veränderungen wahr und optimiert die Atmung dahingehend. Unter verstärkter körperlicher Belastung wird die Atmung schneller, ebenfalls bei Angst oder Wut. Entspannen wir uns dann wieder oder schlafen wir, dann wird sich die Atmung wieder verlangsamen. Je nach Anforderung reagiert die Atmung bzw. das vegetative Nervensystem.

Doch nimmt das Atmen in unserem vegetativen Nervensystem eine Sonderstellung ein, denn nur dieses können wir willentlich beeinflussen. Versuchen Sie doch einmal, Ihrem Herz zu sagen, es soll schneller oder langsamer schlagen oder versuchen Sie, Ihre Verdauung zu beschleunigen – es wird nicht funktionieren! Ganz anders bei unserer Atmung: Wir können ganz bewusst schneller oder langsamer atmen, tiefer oder flacher.

Daher bildet die Atmung eine Art Brücke vom Unbewussten zum Bewussten.

Routinen schaffen

Richtiges Atmen geschieht nicht über Nacht, indem man sich ein Buch mit entsprechendem Titel unter das Kopfkissen legt. Richtiges Atmen ist ein Prozess, der Zeit und Zuwendung braucht. Denken Sie doch nur einmal daran, wie lange Sie gebraucht haben, um sich die falsche, die flache Atmung anzugewöhnen. Doch haben Sie keine Sorge, wenn Sie etwas Disziplin sowie Willensstärke und eine bestimmte Routine an den Tag legen, sollten schon bald kleine Verbesserungen zu bemerken sein. Wenn Sie sich dann noch die folgenden Tipps zu Herzen nehmen, dann kann fast nichts mehr schiefgehen!

- *1. Tipp:* Denken Sie an Ihre Lieblingsfarbe! Machen Sie die Atemübungen zu einem bunten Spektakel, indem Sie sich vorstellen, dass die Luft, die Sie atmen, in Ihrer Lieblingsfarbe ist. Eine schöne Vorstellung, wenn man sich den einströmenden Luftfluss als etwa pinkfarbenen Nebel vorstellt, der bis ganz nach tief unten in unseren Körper einströmt, finden Sie nicht?

- *2. Tipp:* Im Sitzen die Wirbelsäule nutzen! Spüren Sie beim Atmen einmal tief in Ihren Körper hinein. Können Sie spüren, wie sich beim Atmen auch Ihre Wirbelsäule bewegt? Beim Einatmen hebt sie sich, beim Ausatmen senkt sie sich wieder. Wenn Sie also Ihre Atemübungen lieber im Sitzen durchführen, dann achten Sie darauf, dass Sie diesen Teil Ihres Körpers (Wirbelsäule) auch in die Atmung mit einbinden.

- *3. Tipp:* Nicht ablenken lassen! Sie können heute irgendwie nicht richtig bei der Sache bleiben? Ständig driften Ihre Gedanken ab? Um Ihre volle Aufmerksamkeit auf das Atmen zu lenken und dort zu belassen, zählen Sie doch Ihre Atemzüge. Das lenkt Ihren Fokus nicht nur auf das Atmen, es beruhigt Sie auch sofort. Mit diesem kleinen Trick können Sie sich in jeder beliebigen Situation beruhigen.

- *4. Tipp:* Nur nicht verspannen! Merken Sie, wie Sie angespannt sind oder sich Stresssignale nähern? Das können Spannungen im Kiefer, in den Schultern oder auch zusammengezogene Augenbrauen sein. Wenn Sie dies also bei sich bemerken, dann versuchen Sie, die Spannungen zu lösen. Bewegen Sie Ihre Zunge bewusst vom Gaumen weg, rotieren Sie die Schultern locker und glätten Sie die Haut auf Ihrer Stirn.

Lunge reinigen und stärken

Dass wir ohne unsere Lungen nicht lebensfähig wären, das weiß jedes Kind. Die Lungen sind unsere Lebensadern und versorgen unseren Organismus permanent mit dem lebenswichtigen Sauerstoff, den die Zellen zur Arbeit brauchen.

Den Aufbau der Lungen haben wir bereits besprochen, doch zum Auffrischen der Kenntnisse hier noch einmal eine kurze Zusammenfassung:

Die Lungen weisen viele verästelte Verbindungen auf (ähnlich einem Wasserleitungsnetzwerk), die alle in Luftsäckchen bzw. den Alveolen münden. Unsere Lungen bringen es dabei auf mehr als dreihundert dieser Luftsäckchen. Dabei sind diese Alveolen sehr empfindlich und dünnwandig – ein Seidenpapier ist dicker. Das ist jedoch keine Laune der Natur, sondern wohldurchdacht: Durch die extrem dünnen Membranen der Luftsäckchen ist der Gasaustausch am effektivsten.

Doch die Lungen sind noch viel mehr als purer Sauerstofflieferant. Sie sind ein zentraler Bestandteil des Immunsystems, denn mit ihrer Schleimschicht fangen sie Bakterien und Schadstoffe ein und die Flimmerhärchen schaffen diesen Schleim dann wieder heraus aus den Lungen und leiten ihn in Richtung Mund, dort kann er dann abgehustet werden. Ein ähnliches System liegt auch dem Niesen zugrunde. Auch das wird von unserem Organismus dazu genutzt, um Fremdstoffe oder Infektionen aus den Lungen zu bekommen, bevor sie dort Schaden anrichten können.

Da unsere Lungen täglich Schwerstarbeit für uns leisten, sollten wir sie eigentlich auch pflegen und reinigen. Die vielen negativen Faktoren (zunehmende Luftverschmutzung, ungesunde Ernährung, falsches Atmen), mit denen sich die Lungen täglich belasten müssen, hinterlassen mit der Zeit ihre Spuren. Es kann bis zur Überlastung der Lungenzellen führen, was die Atmung weiter verschlechtert und so der Körper immer weniger Sauerstoff zur Verfügung hat.

Eine Überlastung der Lungenzellen kann sich durch vermehrte Schleimbildung, Atemwegserkrankungen, Mundgeruch und Halsentzündungen zeigen. Doch auch besondere Müdigkeit und Abgeschlagenheit, Schwäche und Konzentrationsprobleme können Folgen von überlasteten Lungenzellen sein.

Dagegen können Sie aber etwas tun und Ihre Lungen reinigen, kräftigen und damit wieder eine bessere Atmung erreichen. Schon kleine Veränderungen des Lifestyles und eine ausgewogene gesunde Ernährung können den Lungen schon sehr viel helfen und sie entlasten. Dazu noch gesunde Gewohnheiten und ausreichend Bewegung – das perfekte Paket für gesunde Lungen!

Hier sehen Sie nun sechs Empfehlungen, wie Sie Ihre Lungen entlasten und Ihrem Körper mehr Sauerstoff zur Verfügung stellen.

- Versuchen Sie, Ihre Schadstoffbelastung zu reduzieren. Damit sind nicht nur die Schadstoffe der Autos gemeint, sondern auch Zigarettenrauch (auch passiv eingeatmet), Lufterfrischer, Waschmittel und sonstige chemisch

hergestellte Duftstoffe. Setzen Sie ab jetzt auf natürliche Düfte (ätherische Öle zum Beispiel) und benutzen Sie natürliche Waschmittel wie etwa Waschnüsse. So mindern Sie wenigstens die Schadstoffbelastung in Ihren eigenen vier Wänden, und gleichzeitig tun Sie etwas Gutes für die Umwelt.
Achten Sie bei der Wahl Ihres Wohnortes auch darauf, dass Sie Industriegebiete meiden (auch wenn die Mieten dort meist günstiger sind) und versuchen Sie, auch in Ihrer Freizeit diese Gebiete zu meiden.
Wenn Sie renovieren möchten (vielleicht sogar ein neues Haus bauen), dann achten Sie auch hier darauf, dass Sie die ökologischen Lösungen den chemischen vorziehen.
Wenn Sie ein Hobby oder eine Freizeitbeschäftigung haben, bei der es etwa stauben kann oder bei der Sie mit Lösungsmitteldämpfen zu tun haben, dann nehmen Sie sich für diese Tätigkeiten eine geeignete Schutzmaske für Nase und Mund.

- Hören Sie unbedingt mit dem Rauchen auf! Wenn ich Ihnen nun rate, sich zum Schlafen neben einen Fabrikschlot zu legen, der tausende von schädlichen Chemikalien und Stoffen ausstößt, was würden Sie wohl zu mir sagen? Wahrscheinlich würden Sie meinen Geisteszustand in Frage stellen. Der Zigarettenrauch hat in etwa die gleiche Zusammensetzung und ist ähnlich schädlich für uns.
Rauchen ist nachweislich die häufigste Ursache für die Entstehung von Lungenkrebs und auch die „Raucherkrankheit" COPD hat ihren Namen nicht von ungefähr. So kann schon das Passivrauchen ernsthafte Erkrankungen nach sich ziehen.
Kein Wunder, wenn man bedenkt, was der Rauch alles für verheerende Dinge in unserm Körper anrichtet (beim aktiven Rauchen). So werden etwa die Atemwege verengt und damit wird das Atmen ungleich schwerer. Das Rauchen kann chronische Entzündungen und ein Anschwellen der Lungen verursachen. Die Flimmerhärchen leiden auch unter dem Rauchen, denn sie werden verklebt, können die Schadstoffe nicht mehr ableiten und die Folge sind verstopfte Atemwege, im schlimmsten Fall droht der Verlust von Lungengewebe.
Deshalb, wenn sie Raucher(in) sind, dann suchen Sie sich professionelle Hilfe, um mit dem unliebsamen Laster aufzuhören. Die örtlichen Krankenkassen bieten regelmäßig Seminare dazu an. Informieren Sie sich

dazu im Internet oder rufen Sie die Mitarbeiter im Servicecenter direkt an. Tun Sie Ihrer Lunge etwas sehr Gutes und stoppen Sie den blauen Dunst in Ihrem Leben.

- Erschaffen Sie sich Ihre „grüne Lunge" im Wohnzimmer! Ein paar Zierpflanzen für die Wohnung haben nicht nur dekorative Zwecke, sie können mehr. Sie sind in der Lage, flüchtige organische Verbindungen aus der Luft zu filtern. Sie arbeiten sozusagen als Luftreiniger und nehmen es sogar mit Benzol, Formaldehyd und Trichlorethylen auf.

Als Faustregel gilt hier: Pro 100 m² sollten es mindestens zwei dieser Pflanzen sein. Der Topfdurchmesser liegt dabei bei 25 bis 30 cm. Als geeignet haben sich diese Pflanzen erwiesen:

- Farnkraut
- Aloe Vera
- Arecapalme
- Efeu
- Grünlilie
- Scheidenblatt

Achten Sie darauf, dass die Blätter dieser Pflanzen immer von Staub befreit sind und sie nicht zu viel gegossen werden (Schimmelbildung). Lüften Sie die Zimmer regelmäßig und benutzen Sie keine kräftigen Düfte oder chemischen Reinigungsmittel.

- Üben Sie! Machen Sie regelmäßig die vorher aufgeführten Atemübungen (natürlich nicht alle an einem Tag) und schenken Sie so Ihrem Organismus ein bisschen mehr Sauerstoff, Vitalität und Lebensenergie. Helfen Sie Ihren Zellen, besser zu arbeiten und schneller zu regenerieren. Minimieren Sie mit den Atemübungen das Risiko von Lungenproblemen und ernsthaften Lungenkrankheiten.
Kräftigen Sie mit den Übungen Ihre Lungen und helfen Sie ihnen dabei, die Schadstoffe aus Ihrem Körper zu transportieren. Mit nur wenigen Minuten am Tag können Sie Ihrem Körper so viel Gutes tun, starten Sie am besten gleich im Anschluss!

- Ernähren Sie sich ausgewogen und gesund! Die Nährstoffe gelangen über das Essen täglich in unseren Blutkreislauf. Dieser „verteilt" die Nährstoffe dann im ganzen Körper, auch und besonders in den Lungen. Denn dort sollen sie der Lunge helfen, Gift- und Schadstoffe loszuwerden und so die Reinigung der Lunge erleichtern. Es gibt aber auch ein paar Nahrungsmittel, die ihrerseits eine reinigende Wirkung auf unsere Lungen haben.

1. Trinken Sie mindestens zwei bis drei Liter Wasser am Tag! Das Wasser lässt nicht nur das Blut besser fließen, es „verdünnt" den angesammelten Schleim und so kann er (zusammen mit Schadstoffen, Mikroben und Toxinen) leichter aus dem Körper geschafft werden.

2. Verzehren Sie Zwiebeln und Knoblauch! Zugegeben, das ist nicht jedermanns Sache und der fiese Mundgeruch am nächsten Tag macht es auch nicht gerade leichter, diesen Rat zu befolgen. Aber Zwiebeln und Knoblauch liefern eine Menge Nährstoffe und chemische Verbindungen, zusätzlich verfügen sie über eine gewisse Schärfe.
Zwiebeln und Knoblauch sind gut für unser Blut, senken den Cholesterinspiegel, lindern Entzündungen und verhindern Infektionen. Um sämtliche positiven Eigenschaften der Zwiebel und des Knoblauchs zu erfahren, sollten sie möglichst roh verspeist werden.

3. Setzen Sie auf Chili! Chili regt nachweislich die Durchblutung an, dank dem enthaltenen Capsaicin. Außerdem regt die vermehrte Durchblutung die Schleimhäute an und so können Infektionen verhindert werden.

4. Machen Sie Ingwer zu Ihrem Lieblingsgewürz! Ingwer hat sich bei Husten und Erkältungen längst schon bewährt. Ingwer enthält entzündungshemmende Wirkstoffe und hilft beim Abtransport von Giftstoffen aus der Lunge. Ingwer eignet sich gut, um als Tee genossen zu werden.

5. Bitter macht sauber! Essen Sie regelmäßig Grapefruit, denn in ihnen stecken eine Menge förderlicher Stoffe. So steckt in ihnen z. B. das „Naringin", ein Flavonoid, das ein krebserregendes Enzym in Schach

halten kann. Die weiße Variante der Grapefruit enthält sehr viele dieser Flavonoide, die rosafarbenen Schwestern enthalten zudem das Antioxidationsmittel Lycopin. Besonders, wer mit dem Rauchen aufgehört hat, sollte die reinigende Wirkung der Grapefruit für seine Lungen nutzen.

6. Kohl reinigt das Blut! Nicht nur Kohl ist in der Lage dazu, prinzipiell alles Kreuzblütlergemüse. So sind etwa Brokkoli und Blumenkohl ähnlich chlorophyllhaltig, was nicht nur das Blut reinigt, sondern auch wichtige Antioxidantien liefert.

Regelmäßige Bewegung! Regelmäßiges Training und Bewegung (gerne an der frischen Luft) machen es den Lungen einfacher, Sauerstoff zu inhalieren und so die Muskulatur und das Herz ausreichend damit zu versorgen. Ein regelmäßiges Sportprogramm fördert die Kapazität der Lungen und das wiederum unterstützt die Tätigkeit des Herzens.

Wollen Sie Ihren Lungen etwa Gutes tun, absolvieren Sie am besten an fünf Tagen in der Woche ein Herz-Kreislauf-Training, für mindestens zwanzig Minuten. Durch diese Sporteinheiten kräftigen Sie auch die Muskeln, die sich um die Lungen befinden. Aerobic und Schwimmen sind hervorragend geeignet, um die Kapazität der Lungen zu vergrößern.

Konzentrieren Sie sich während des Trainings besonders auf Ihre Atmung. Denn durch die richtige Art zu atmen werden die Muskeln bereits während des Trainings mit ausreichend Sauerstoff versorgt und damit verbessert sich die Kondition und auch die Anspannungsfähigkeit der Muskulatur.

Das Nervensystem

Herz, Nervensystem und Atmung hängen unmittelbar zusammen. Gesteuert werden alle Systeme von unserem vegetativen Nervensystem. Maßgeblich sind hier der Sympathikus und der Parasympathikus. Dabei ist der Sympathikus der anregende Teil, derjenige, der zu Leistungserbringung anregt. Der Parasympathikus hingegen ist dafür verantwortlich, dass wir uns und unseren Organismus regelmäßig wieder entspannen, „herunterfahren". Am optimalsten befinden sich diese zwei Systeme in Balance, so ist die psychische und physische Ebene auch im „Flow" und die Organe können sich wieder ausreichend regenerieren.

Unsere Atmung und das Herz-Kreislaufsystem reagieren nun auf kleinste Veränderungen im Organismus, im Denken und im Fühlen.

Unsere Atmung bewegt, im besten Falle, unseren ganzen Körper. Vorstellen können Sie sich das wie eine große Welle oder Woge. Sie erfasst unseren Körper und durchfließt ihn komplett, flutet ihn mit Sauerstoff. Die tiefe Atmung lässt uns eine aufrechte Körperhaltung einnehmen, lässt Lymphe und Blut fließen und fördert die Durchblutung (auch der inneren Organe). Auch wird über die Atemluft die körpereigene Säure ausgeatmet.

Kann sich die Atmung (die Frequenz, das Volumen und die Bewegung) nicht mehr an die körperlichen Veränderungen anpassen, verfügen wir nicht mehr über die ganzen Ressourcen, die unsere Atmung normalerweise zur Verfügung stellt. Diese Veränderungen können unterschiedlichste Ursachen haben, wir haben bereits darüber gesprochen (noch einmal, zur Auffrischung: psychische Erkrankungen, Fehlhaltung, Schmerzen, Überlastung, Übertraining, zu wenig Bewegung, Erschöpfung, Ermüdung und falsche Gewohnheiten).

Die Symptome dieser Veränderungen sind sehr unterschiedlich, sie reichen von Atemnot, Engegefühl bis hin zu diversen Schmerzzuständen. Dabei machen sich körperliche Beschwerden auch bei unserem geistigen Zustand bemerkbar, bei unserem Denken und Fühlen. Solch ein permanenter Zustand wird sich sehr lange manifestieren und unsere Stimmung und unsere Gefühle unweigerlich verschlechtern.

Atmung als körperliche Reflektion

Was wir denken und fühlen, zeigt sich sehr deutlich an unserem Atem. Die Steuerung übernimmt dabei das Unterbewusstsein. Das Denkorgan erzeugt ständig Gedanken, die wir bewusst oder unbewusst wahrnehmen. Das wiederum löst bestimmte Gefühle in uns aus. Die einzige Konstante in dieser Welt der Veränderungen ist unser Atem. Er ist in uns, bei uns und reagiert auch auf alle Veränderungen mit.

Denn nicht nur körperliche Belastung sorgt dafür, dass die Atmung sich beschleunigt, es können auch die Emotionen sein, die sich hier mitunter zeigen. So lässt etwa auch Freude die Atmung schneller werden, aber genauso auch, wenn wir von negativen Emotionen heimgesucht werden.

Vermutlich haben Sie es an sich selbst auch schon ein paar Mal bemerkt: In manchen Momenten stellen wir das Atmen ein oder atmen gar besonders laut, fast schon schnaubend. Das ist unserem geistigen Zustand geschuldet, denn die Atmung reagiert eben nicht nur auf körperliche Änderungen, sondern und besonders auf die psychischen Veränderungen in unserem Geist.

Um eine schnelle Entspannung und Stressminderung zu erfahren, kann es schon helfen, wenn Sie laut vernehmbar seufzen oder tief schnaufen – sofort werden Sie mehr Wohlbefinden verspüren. Wenn sich nur ein Seufzen so äußert, was denken Sie, ist mit der Kontrolle der Atmung alles möglich?

Dazu müssen Sie nur noch Ihren inneren Schweinehund überwinden und regelmäßig die beschriebenen Atemübungen durchführen. Auf diese Weise wird es Ihnen schnell gelingen, die Kontrolle über Ihre Atmung zu erlangen und so Ihre Atmung bewusst für Ihr Wohlbefinden einsetzen zu können.

„Dein Atem ist der König deiner Gedanken", das sagte der Yoga-Guru Iyengar. Dies impliziert, dass es mit der Atmung möglich ist, die Gedanken und Gefühle zu unseren Gunsten zu beeinflussen. Und tatsächlich: Es wird von den Yogis bereits seit Generationen genauso betrieben. Mit der passenden Atemübung ist es möglich, die Gedanken und Gefühle mit dem nötigen Abstand zu betrachten. Auch ermöglicht uns die richtige Atemtechnik, uns zu konzentrieren, zu beruhigen oder zu beleben und uns wieder neu zu fokussieren.

Somit sind wir keine „Geisel" unserer Gefühle und Gedanken mehr, sondern wir haben es wieder selbst in der Hand, wie viel Macht unsere Gedanken und Gefühle über uns haben. Es ist möglich, dass wir über bewusstes Atmen wieder eine Verbindung zu unseren Gefühlen und Gedanken aufbauen können und diese Verbindung zu unseren Gunsten nutzen können.

Indem wir unseren Atem bewusst steuern und uns auf die Atmung konzentrieren, können wir herausfinden, wie unser geistiger Zustand derzeit ist.

Atmen ist Leben und Atmen ist Verbindung zur kompletten Umwelt. Die Atmung kann nicht mit Kleidung vor der Außenwelt abgeschirmt werden, sie tritt in direkten Kontakt mit der Umwelt. Dabei ist es erstaunlich, wie viele Redewendungen genau darauf anspielen. „Mir bleibt vor Schreck die Luft weg" oder „Der Kerl erstickt mich mit seiner Nähe" deuten hier an, dass das Atmen uns mit dem Lebensfluss verbindet, ob wir es wollen, oder nicht.

Wenn Sie also bewusst Ihre Gedanken und Gefühle verändern und lenken wollen, dann beginnen Sie zuerst einmal mit der richtigen Atmung, denn sie ist die Grundvoraussetzung dazu. Wenn sich Stress, Ärger oder Wut nähern, dann atmen Sie diese Gesellen einfach mit ein paar tiefen Atemzügen weg und spüren Sie, wie sich augenblicklich besondere Ruhe und Entspannung in Ihnen breitmachen.

Wenn richtiges Atmen doch so effektiv ist, warum machen es dann nicht alle?

Das ist eine sehr gute, eine berechtigte Frage, die ich mir auch schon öfter gestellt habe. Das richtige bewusste Atmen haben die meisten Erwachsenen im Laufe ihres Lebens leider verlernt. Den meisten fehlt es schlichtweg an der Zeit, die sie einer richtigen Atmung opfern müssten. Es ist wohl jedem klar, dass es nicht ausreicht, ab und zu vielleicht mal die Atemübungen zu machen und dann auf ein Wunder zu hoffen. Richtiges Atmen muss wiedererlernt werden und Veränderungen benötigen eben gewisse Zeit, bis sie greifen. Wir Menschen sind „Gewohnheitstiere" und unsere liebgewonnen Gewohnheiten geben wir auch nicht so gerne wieder auf. Ein weiterer Faktor, der uns vom richtigen Atmen abhält.

Aber auch falsche Glaubenssätze lassen uns das richtige Atmen mit der Zeit vergessen. Werfen sie also diese alten Glaubenssätze endgültig über Bord und lösen Sie Ihre Blockaden aus der Kindheit damit auf.

Ein weiteres Hindernis auf dem Weg zu einer besseren Atmung ist ohne Zweifel der eigene, individuelle, innere Schweinehund. Manche haben nie gelernt, sich ihm zu stellen und mit Motivation an einer Sache dranzubleiben. Ihnen fällt es dann besonders schwer, sich immer wieder erneut zu den Atemübungen zu motivieren, und nach dem ersten Strohfeuer für eine neue Sache lässt das Interesse dieser Menschen daran recht schnell wieder nach. Sie verfallen wieder in Ihre alten Gewohnheiten und finden sehr schnell Ihren falschen Atemrhythmus wieder.

Aber auch falsche Schönheitsideale lassen uns falsch Luft holen. Wer immer den Satz: „Bauch rein, Brust raus" gehört hat, der wird unweigerlich diese Körperhaltung in sich aufgesogen haben und kennt gar keine aufrechte Körperhaltung mehr. Derjenige weiß nicht, was er sich, seinem Körper und Geist mit dieser Fehlhaltung antut.

Manch junges Mädchen weiß es vermutlich auch nicht besser, denn wie könnte man sich sonst erklären, dass diese jungen Hüpfer ihre Körper in viel zu enge einschneidende Jeanshosen pressen? Der Bauch hat gar keinen Platz mehr, um sich beim Einatmen ausreichend auszudehnen. Ich denke, diese Mädels werden ihren Leichtsinn und ihren Drang zur perfekten Figur über kurz oder lang bitter bezahlen müssen und man kann diesen Mädchen nur wünschen, dass sich keine ausgewachsene Lungenerkrankung aus diesem Schönheitswahn entwickelt.

Die innere Mitte finden

Stress, Hektik, Zeitdruck, Termine … unsere Tage scheinen immer kürzer zu werden. Manchmal rinnt einem die Zeit wie Sand durch die Finger, an eine kurze Pause oder ein schnelles Innehalten ist gar nicht mehr zu denken. Man befindet sich in permanenter Anspannung und steht nur noch unter Volllast. Dass dieses Szenario auf Dauer nicht gut für uns ist, kann sich jeder denken. Dass man bei so einer permanenten Anspannung schon mal das richtige Atmen „vergessen" kann, versteht sicher auch jeder, weil viele es bestimmt schon selbst erlebt haben. Was kann man aber dagegen tun? Wie findet man wieder zu mehr Ruhe und vielleicht sogar einen Zugang zu seiner inneren Mitte? Sechs kleine Tipps sollen Ihnen darauf die Antwort geben und Ihnen helfen, wieder mit Ihrem eigenen Selbst in Kontakt zu treten. Dazu brauchen Sie nicht einmal viel zu tun, ein paar kleine Veränderungen bewirken bereits Wunder!

1. **Selbstbewusstsein stärken!** Vielleicht gehören Sie ja auch zu den „grauen Mäusen", die am liebsten gar nicht auffallen wollen und, um Gottes Willen, bloß nie im Rampenlicht stehen wollen. Sie lassen sich von anderen deren Lebensstil und Überzeugungen aufzwingen und als die ihren verkaufen. Warum tun Sie so etwas? Sie sind doch auch jemand, ein Individuum, eine Persönlichkeit! Also haben Sie doch auch jedes Recht der Welt, Ihr Leben nach Ihren Wünschen zu gestalten. Halten Sie an Ihren Plänen fest, stehen Sie zu Ihren Überzeugungen! Hören Sie auf, sich ständig um die Befindlichkeiten anderer zu kümmern und stellen Sie Ihr eigenes Leben wieder in den Mittelpunkt! Werden Sie sich selbst wieder die wichtigste Person in Ihrem Leben und lassen sie sich nicht darin beirren! Machen Sie sich Ihre Stärken und Schwächen bewusst und nutzen Sie die Erkenntnisse daraus für Ihren Weg!

2. **Auch einmal „Nein" sagen!** Nehmen Sie die Worte von eben für bare Münze, auch in diesem Punkt. Ständig versuchen Sie, es allen recht zu

machen? Jeder besondere Wunsch Ihres Umfelds ist für Sie Befehl? Sie reiben sich für andere auf und vergessen darüber, dass auch Sie ein Anspruch auf Leben haben. Durchbrechen Sie diesen Teufelskreis aus falsch verstandener Hilfsbereitschaft und kümmern Sie sich wieder mehr um sich und Ihre Bedürfnisse! Und lassen Sie sich von niemandem einreden, dass dies Egoismus ist! Es ist nämlich genau das Gegenteil, denn wem nutzt es denn, wenn Sie irgendwann unter der Belastung zusammenklappen? Deswegen der Rat an Sie: Sagen Sie ab und zu auch einmal „Nein", wenn Ihnen danach ist. Grenzen Sie sich so bewusst ab und machen Sie dem anderen damit unmissverständlich klar, dass Sie nicht mehr auf jeden Pfiff reagieren. Sie werden sehen, Sie werden sich schnell befreiter fühlen!

3. **Prioritäten setzen!** Haben Sie sich eigentlich schon einmal bewusst damit auseinandergesetzt, was Ihnen in Ihrem Leben wirklich wichtig ist? Worauf liegt Ihr Fokus? Was tun Sie gerne und mit Leidenschaft? Machen sie sich klar, was Ihnen wirklich wichtig ist und schärfen Sie so Ihren Blick wieder fürs Wesentliche. So können Sie sich von den störenden Faktoren in Ihrem Leben befreien und wieder neu fokussiert ans Leben gehen.

4. **Werden Sie Optimist!** Ist in Ihrem Gesicht ständig eine Leichenbittermiene zu sehen? Ihr Glas ist immer halbleer? Sie haben wenig Freude im Leben und sehen sich eigentlich eher als Opfer? Die Zukunft kann Ihnen sowieso nichts bieten und dementsprechend legen Sie vermutlich auch eine gewisse Körperhaltung an den Tag. Ab jetzt versuchen Sie aber, Ihr Leben und Ihre Einstellung dazu eher ins Positive zu wandeln. Sehen Sie die kleinen Wunder, die das Leben uns täglich bietet und erfreuen Sie sich daran. Betrachten Sie Ihr Glas immer als halbvoll und nehmen Sie auch vermeintliche Rückschläge als Chance, daran zu wachsen und zu reifen. Gerne können Sie auch Ihrem Pessimismus mit einer kleinen Übung zu Leibe rücken: Was müsste in einer bestimmten Situation passieren, dass sich Ihre negative Einstellung in eine positive ändert? Was können Sie dazu beitragen? Benötigen Sie dabei Hilfe? Wer kann Ihnen die benötigte Unterstützung geben?

5. **Gespräche helfen!** Sie bemerken, wie Sie an eine Grenze geraten. Vielleicht sogar an zwei Grenzen – der psychischen und der physischen Grenze. In Ihnen brodelt und rumort es? Ihnen platzt bald die Hutschnur und Sie

haben das Gefühl, dass Sie sich einfach einmal „auskotzen" müssen? Dann tun Sie das doch einfach! Reden ist in emotional belastenden Situationen ein probates Mittel, um wieder „runterzukommen". Suchen Sie sich einen engen Vertrauten, dem Sie alle kleinen und großen Geheimnisse sicher anvertrauen können. Vielleicht finden Sie diese Person in Ihrem familiären Umfeld oder auch in Ihrem direkten engen Freundeskreis? Falls Ihnen partout niemand einfallen will, kann es auch hilfreich sein, die Hilfe eines Therapeuten in Anspruch zu nehmen. Viele können leichter reden, wenn der Gesprächspartner eine fremde außenstehende Person ist. Probieren Sie es aus und kommen Sie so wieder zur Ruhe und Ihrer inneren Mitte wieder näher! Scheuen Sie sich aber nicht, die professionelle Hilfe auch anzunehmen. Viele stehen sich in dieser Hinsicht, aus falscher Scham, selbst im Weg.

6. **Entspannen Sie!** Viele Situationen, die wir täglich erleben, bringen uns dazu, dass wir uns unwillkürlich anspannen, ja, verspannen. Meist merken wir erst am Abend, wenn wir zur Ruhe kommen, wie schmerzhaft sich unser Nacken oder die Schultern anfühlen. Eine angespannte Körperhaltung beeinflusst den Atem ganz maßgeblich. Sie lässt es nicht zu, dass der Sauerstoff tief genug in unseren Körper strömen kann. Wenn Sie sich häufig müde, abgespannt und antrieblos fühlen, könnte das ein Indiz dafür sein. Sie können Ihre Anspannung oder Verspannung selbst an sich messen. Hierfür müssen Sie sich lediglich möglichst aufrecht hinstellen oder -setzen. Nun konzentrieren Sie sich auf Ihre Schultern. Sind sie locker, die Muskulatur weich und durchlässig? Oder fühlt es sich eher an, als ob von Ihrem Hals unter der Haut eine Metallstrebe Ihre Schultern entlang verläuft? In diesem Fall wären das die Verspannungen, die Sie da wahrnehmen. Lockern Sie Ihre Muskulatur, kreisen Sie langsam die Schultern, lassen Sie sie locker nach unten hängen und befreien Sie sie von der Anspannung.

Emotionen wegatmen

Wenn Sie wieder einmal spüren, wie sie sich nähern, diese unerwünschten Gefühle, die manchmal mit so viel Macht über uns hereinbrechen, dann versuchen Sie einfach, ihnen durch die Anwendung einer passenden Atemtechnik zu entkommen. Um diesen Prozess zu erlernen und zu verinnerlichen sollten Sie sich an die nun folgenden Ratschläge halten.

Zuerst nehmen Sie die körperlichen Symptome an sich wahr. Wie nähert sich dieses Gefühl? Spüren Sie ein unangenehmes Zwicken in der Magengrube, ein Kribbeln in den Fingerspitzen oder vielleicht einen Stein auf dem Herzen? Fokussieren Sie sich darauf und nehmen Sie es bewusst wahr.

Nun analysieren Sie, welches der vier Grundgefühle (Wut, Traurigkeit, Freude und Angst) sich hinter den körperlichen Symptomen verbirgt. Indem Sie das Gefühl erkennen und beim Namen nennen, lernen Sie, besser zu verstehen, warum es sich jetzt gerade zeigt.

Nun erlauben Sie dem Gefühl, dass es sich ausdrücken darf. Versuchen Sie nicht, es zu unterdrücken oder kontrollieren zu wollen. Geben Sie ihm den Raum, den es zur Entfaltung benötigt. Falls sich das Gefühl zeigt, während Sie ruhig und entspannt atmen, ist das schon der erste Schritt in die richtige Richtung.

Falls es die Wut ist, die von Ihnen Besitz ergreifen möchte, dann versuchen Sie, ihr nicht sofort nachzugeben. Oftmals tun wir in unserer Wut Dinge oder sagen Sachen, die wir später, wenn die erste Wut verraucht ist, bitter bereuen. Deshalb ist es bei der Wut wichtig, dass Sie sie erst einmal von sich ablenken, abschütteln, etwas verrauchen lassen. Es geht nicht darum, die Wut zu verdrängen oder zu unterdrücken, damit sie sich zu einem riesengroßen „Wutberg" anhäuft, sondern darum, die Wut etwas abflachen zu lassen. Während sie das tut, können Sie sich in Ruhe nach einer Möglichkeit umsehen, wie Sie adäquat darauf reagieren können, ohne sich oder anderen Schaden zuzufügen. Gerne können Sie sich nach anderen Möglichkeiten umsehen, Ihre Wut zu kanalisieren. Vielleicht zerdrücken Sie eine Plastikflasche? Oder Sie gehen in den Wald und schreien Ihre Wut heraus. Oder Sie schlagen in ein Kissen. Hier geht es darum, dass Sie die immense Energie, die das mächtige Gefühl „Wut" mit sich bringt, aus sich heraus bekommen, es abbauen.

Geeignete Atemübungen dazu finden Sie im entsprechenden Kapitel.

Benötigte Voraussetzungen

Das Schöne an der Atemarbeit ist, dass hier keine besonderen Kenntnisse oder Fertigkeiten vonnöten sind. Es müssen keine teuren Seminare besucht werden (auch wenn einige das uns vorzumachen versuchen) und es muss auch kein besonderes Equipment angeschafft werden.

Richtiges tiefes Atmen in den Bauch kann prinzipiell von jedem erlernt werden. Hier gibt es kein „Richtig" oder „Falsch", schon das bloße Beschäftigen mit der Materie „Atmung" ist der erste Schritt in die richtige Richtung. Dabei kann bei der richtigen Atmung nicht nach „Schema F" vorgegangen werden, denn jeder ist anders und auch die Erkenntnisse zur Atmung verändern sich ständig.

Die oben beschriebenen Übungen sind schon ein kleiner Hinweis, wohin Sie eine richtige Atmung bringen kann. Orientieren Sie sich daran und Sie werden bald schon spüren können, was ich hier versucht habe, Ihnen zu vermitteln.

Schlusswort

Atmen – die wichtigste Grundfunktion unseres Körpers. Unbewusst gesteuert und doch willentlich beeinflussbar, ein Sonderling unter den Grundfunktionen unseres Körpers. „Atmen ist die Brücke, die Körper und Geist miteinander verbindet", welch wahrer Ausspruch! Keine andere Fähigkeit bringt den Körper und den Geist mehr in Balance als eine gute Atmung.

Atmen ist das, was uns Menschen alle miteinander verbindet. Jeder muss atmen, den ganzen Tag, rund um die Uhr. Unsere erste Handlung, wenn wir das Licht der Welt erblicken, ist atmen. Unsere letzte Handlung, wenn wir diese Welt wieder verlassen, ist atmen. Das Atmen ist in und um uns, immer. Ohne Nahrung kommen wir eine gewisse Zeit aus, ohne Wasser auch. Aber stellen Sie doch einmal das Atmen ein. Na, wie lange können Sie darauf verzichten? Vermutlich nicht einmal eine ganze Minute (außer, Sie sind Apnoe-Taucher oder arbeiten bereits mit Ihrem Atem). Was ich Ihnen versuche, deutlich zu machen, ist die Wichtigkeit des Atmens. Jeder muss es tun, auch Ihr allergrößter Feind ist auf den Gasaustausch in seinem Körper angewiesen.

Und genau dieser Gasaustausch, dieser Verbrennungsvorgang ist es, der uns am Leben und gesund erhält, denn er stärkt nicht nur die körperlichen Funktionen (bessere Verdauung, Linderung diverser Schmerzen, Kräftigung des Herz-Kreislaufsystems), sondern hat auch noch sehr positive Auswirkungen auf unseren psychischen Zustand. So kann das richtige Atmen nicht nur gegen Schlafstörungen, Angst und Konzentrationsproblemen helfen, nein, auch mit einer Depression kann so umgegangen werden. Die allgemeine psychische Belastbarkeit wird mit der richtigen Atmung gestärkt und der Mensch lernt wieder, sich in einer Symbiose mit seiner Umwelt zu betrachten und zu befinden.

Aber auch für die Betroffenen von Asthma oder COPD ist das richtige, das bewusste Atmen überlebenswichtig. Gerade die Zeit, in der Asthmapatienten auf die Wirkung ihrer Medikamente warten, kann zu einer echten Herausforderung werden. Ich kenne das noch aus meiner Jugendzeit, als ich selbst mit dieser Krankheit geschlagen war. Manchmal dachte ich, dass das Medikament nicht mehr rechtzeitig wirkt und ich bestimmt ersticken würde, bevor es wirkt. Hier können sowohl die richtige Haltung (Kutschersitz) als auch eine geeignete Entspannungsübung für Abhilfe sorgen, sodass es Ihnen künftig leichter fällt, auf die Wirksamkeit Ihres Medikaments zu warten.

Und auch bei COPD ist eine bewusste gesunde Atmung sehr wichtig, denn sie kann das Leben mit dieser heimtückischen Krankheit zumindest erträglich machen. Eine Heilung erreicht selbst die beste Atemtherapie dieser Welt nicht. Ich bin nach wie vor davon überzeugt, dass diese Krankheit mit dazu beigetragen hat, dass meine Mutter viel zu früh von uns gehen musste.

Haben Sie sich schon einmal gefragt, welche Atemtechnik Sie benutzen? Wie atmen Sie im Normalfall? Haben Sie das schon einmal an sich beobachtet? Wahrscheinlich nicht, denn ein Automatismus erfährt von uns leider erst dann Beachtung, wenn es meist schon zu spät ist. Warum sollten wir uns auch über etwas Gedanken machen, das funktioniert? Erst wenn Sand im Getriebe steckt, dann fällt uns meist erst auf, dass etwas eben nicht mehr funktioniert. Dann verfallen wir in eine Art Panik und wollen diesen Umstand so schnell wie möglich beseitigen.

Doch dürfen Sie sich nicht auf schnelle Wunder freuen, wenn Sie mit Ihrer Atmung arbeiten. Die richtige Atmung wieder zu erlernen und zu verinnerlichen, ist ein Prozess, der Zeit und kontinuierliches Training benötigt. Überlegen Sie sich doch nur einmal, wie lange sie schon auf diese falsche Art und Weise atmen. Wie lange haben Sie diese Technik bereits perfektioniert? Sicher lautet die Antwort: „ein Leben lang". Sehen Sie, das meine ich: Ein Prozess, der von uns über einen solch langen Zeitraum immer wieder praktiziert wird, lässt sich nicht von heute auf morgen abtrainieren. Diese Vorgänge müssen aufgelöst und neues Verhalten muss verinnerlicht werden.

Aber geben Sie sich die erforderliche Zeit dazu und lassen Sie sich auch von vermeintlichen Rückschlägen nicht von Ihrem Weg abbringen. Seien Sie gegenüber dem Thema „Atmung" offen und lernen Sie täglich etwas Neues dazu, denn auch in der Atemarbeit gilt der Grundsatz: „Man lernt nie aus".

Benutzen Sie die vorgestellten Atemübungen, um mit einer ersten Schnupperstunde zu beginnen. Nehmen sie sich bewusst die leichteren Übungen heraus, um nicht gleich am Anfang überfordert zu sein und so schnell wieder die Lust am richtigen Atmen zu verlieren.

Halten Sie sich an die Ratschläge zu einem besseren Gelingen und versuchen Sie sich einfach an der ersten Ihrer gewählten Übungen. Wenn Sie am Ball bleiben und eine gewisse Routine (immer zur gleichen Uhrzeit, am gleichen Ort, immer zwanzig Minuten usw.) entwickeln, dann werden sie bald schon die ersten Veränderungen feststellen können.

Ihr Körper wird sich frischer anfühlen, wie gerade frisch aus dem Urlaub zurückgekehrt. Sie werden sich besser konzentrieren können und auch Ihre Leistungsbereitschaft wird sich erhöhen. Stück für Stück werden sie Ihren jahrelang verminderten Sauerstoffzufluss wieder auf ein Optimum bringen und langsam werden sich auch die psychischen Vorteile der richtigen, der tiefen Bauchatmung einstellen. Denn nur in einem gesunden Körper kann ein gesunder Geist leben und ohne ausreichende Sauerstoffversorgung ist beides nicht möglich.

Entschließen Sie sich also noch heute zu einem besseren Leben, zu einer Extraportion Sauerstoff und damit zu einer Extraportion Lebensfreude und Lebensenergie! Mit Ihrer neu gefundenen Atmung wünsche ich Ihnen viel Freude!

Quellen:

www.besergesundleben.de
www.yoga.vida.de
www.angelika.koelsch.de
www.herzstueck-mag.de
www.drjannascharfenberg.de
www.quarks.de
www.aok.de
www.leichteratmen.de
www.gesundheitsforschung.bmf.de
www.higher-solutions-for-your-health.com
www.einfachganzleben.de
www.koepertherapie-zentrum.de
www.wirksam-heilen.de
www.yogaimtaeglichenleben.de
www.quantisana.ch
www.atem-therapeut.ch
www.braineffect.com
www.resilienz-akademie.com
www.erfolgsfaktor-stimme.com
www.zentrum-der-gesundheit.de
www.karrierebibel.de
www.welt.de
www.onecampus.de
www.helsana.ch

Kontakt: Maximilian Mika/Schubertweg 4/41836 Hückelhoven
Printed by Amazon Distribution